DR. MED. CHRISTIANE NORTHRUP

Lustvoll durch die Wechseljahre

W0352754

GOLDMANN
Lesen erleben

Buch

Christiane Northrup, die ihre eigene Lebensmitte wie eine Neugeburt erlebte, möchte allen Frauen zeigen, wie sie die zweite Lebenshälfte mit Lebensfreude und einem erfüllten Liebesleben genießen können. Sie hat die Einheit von Körper, Geist und Seele erkannt und bestärkt Frauen darin, sich auf ihre eigene tiefe innere Weisheit einzustimmen. Nur so ist Vitalität und Entfaltung möglich. Eine wichtige Bedeutung hat das Molekül Stickoxid, das in besonderem Maße für das Wohlbefinden während der Wechseljahre zuständig ist. Locker und mitfühlend befreit Christiane Northrup Frauen von Ängsten und gängigen Vorurteilen und zeigt die große Chance, die in diesem Lebensabschnitt liegt.

Autorin

Dr. med. Christiane Northrup ist ausgebildete Gynäkologin und Geburtshelferin. Neben ihrer eigenen Praxistätigkeit gründete sie 1986 zusammen mit drei Kolleginnen das Zentrum »Women to Women«, in dem Frauen zu allen gesundheitlichen Problemen ganzheitlich beraten und betreut werden. Ihre Bücher »Frauenkörper – Frauenweisheit« und »Weisheit der Wechseljahre« haben sich zu Standardwerken entwickelt. Christiane Northrup ist gern gesehener Gast in amerikanischen Fernsehshows und hält Vorträge im In- und Ausland.

Dr. med. Christiane Northrup

LUSTVOLL DURCH DIE WECHSELJAHRE

Sexualität, Lebensfreude und Neuorientierung in der zweiten Lebenshälfte

Mit fachlicher Unterstützung von
Dr. med. Edward A. Taub,
Dr. med. Dr. phil. Ferid Murad
und David Oliphant

Aus dem Amerikanischen
von Mohani Marin Cardenas

GOLDMANN

Die amerikanische Originalausgabe erschien 2008 unter dem Titel
»The Secret Pleasures of Menopause« bei Hay House Inc., USA.
Die deutsche Erstausgabe erschien 2009 bei Arkana, München.

MIX
Papier aus verantwortungsvollen Quellen
FSC® C014496

Verlagsgruppe Random House FSC® N001967
Das für dieses Buch verwendete FSC®-zertifizierte Papier
Holmen Book Cream liefert Holmen Paper, Hallstavik, Schweden.

4. Auflage
Vollständige Taschenbuchausgabe Dezember 2011

Umschlaggestaltung: UNO Werbeagentur, München
Umschlagmotiv: © mauritius images/nonstock
Lektorat: Daniela Weise
SB · Herstellung: cb
Satz: Uhl + Massopust, Aalen
Druck: GGP Media GmbH, Pößneck
Printed in Germany
ISBN 978-3-442-21970-4

www.goldmann-verlag.de

Inhalt

Einleitung
Was sind die Wechseljahre? Ein Überblick

Als Frauenärztin und Geburtshelferin mit über 30 Jahren Berufs- und Praxiserfahrung in Sachen Frauengesundheit bin ich bestens damit vertraut, was im Körper einer Frau alles nicht in Ordnung sein kann. Ich habe sogar drei Bücher über dieses Thema geschrieben, welche Frauen jeder Altersstufe eine Vorstellung vermitteln, wie sie ihre eigene Körperwahrnehmung ändern und einen ersten Schritt in Richtung Gesundheit machen können.

Zu den tief greifenden Veränderungen in der Lebensmitte, die ich selbst wie eine Neugeburt erlebt habe, gehört der Entschluss, die zweite Hälfte meines Lebens der Aufgabe zu widmen, Frauen alle Informationen darüber zu geben, was mit ihrem Körper alles in Ordnung sein kann, unter anderem auch, wie sie mehr Freude und Lust haben können, als sie sich jemals erträumt haben. Angesichts des Vorurteils unserer Kultur, dass es ab 50 »bergab« geht, ist diese Botschaft ein wirklich befreiendes Geheimnis!

Die Wahrheit ist, dass Frauen ab 50 erst richtig in Fahrt kommen. Mit 50 fangen die besten Jahre unseres Lebens an –

übrigens auch der beste Sex unseres Lebens. Als Gynäkologin und Expertin für Frauengesundheit möchte ich, dass es sich endlich herumspricht, dass unser Körper dafür geschaffen ist, Lust und Freude ohne Ende zu empfinden – und diese Freude regelmäßig zu empfinden, ist für alle wichtig, um in jedem Alter strahlend gesund zu sein.

Was wir die Wechseljahre nennen, ist Ihnen als Leserin dieses Buches sicherlich bereits bekannt, und viele der Symptome und körperlichen Veränderungen, die uns in dieser wichtigen Zeit des Umbruchs begleiten, sind Ihnen wahrscheinlich nur allzu vertraut. Schauen wir uns hier jedoch noch einmal kurz einige Hauptpunkte an, um uns zu vergegenwärtigen, was wir bereits wissen bzw. was uns erwartet.

Das griechische Wort »Menopause« bezeichnet die letzte monatliche Periode. Frauen haben ihre letzte Periode durchschnittlich im Alter von etwa 52 Jahren, wobei manche dies bereits mit 40 erleben und andere erst mit 58 – plus minus ein paar Jahre. Klimakterium bzw. Wechseljahre schließlich sind Überbegriffe für die Jahre des Übergangs. Manchmal ist in diesem Zusammenhang auch von Perimenopause die Rede (das griechische Wort »peri« bedeutet um-herum).

Klimakterium heißt jedoch *nicht*, dass vom medizinischen Standpunkt aus eine Krise oder eine Störung vorliegt. Keine Sorge! Die Wechseljahre sind Teil eines natürlichen Prozesses im Leben einer Frau, der den allmählichen Übergang von der Fähigkeit, ein Kind zu empfangen und auf die Welt zu bringen, bis zum Ende dieser Phase beinhaltet. Da dieser Prozess im Durchschnitt etwa 6 bis 13 Jahre dauert, ist er für die meisten von uns eher eine Lebensphase als ein Ereignis. Obwohl wir fast alle während der Pubertät den Tag, als unsere erste Periode kam, genau mitbekommen haben, wissen wir nicht mit Sicherheit, welches unsere letzte Regel war – die Menopause –, bis etwa ein Jahr vergangen ist (natürlich mit Ausnahme der Frauen, bei denen die Gebärmutter operativ entfernt wurde).

Dieser Übergang wird durch Veränderungen im Gehirn und im Körper hervorgerufen, die den Hormonspiegel beeinflussen, obwohl in dieser Zeit nicht alle unsere Hormone mit derselben Geschwindigkeit zurückgehen. Der Östrogenspiegel bleibt eigentlich bis zum letzten Jahr der Wechseljahre ziemlich gleich; was sich jedoch ändert, ist die Art von Östrogen, die unser Körper herstellt. Denn obwohl er zu Beginn der Wechseljahre weiterhin Östradiol produziert, geht er dann dazu über, eine relativ größere Menge von dem Follikelhormon Östron herzustellen (das während des ganzen Lebens einer Frau in den Eierstöcken und auch im Körperfett produziert wird, wobei die Menge von Frau zu Frau sehr unterschiedlich ist).

Auch wenn viele von uns meinen, Östrogen sei das einzige Hormon, das nach den Wechseljahren fehlt, ist es so, dass bei vielen Frauen auch der Progesteron- (das Gelbkörperhormon) und/oder Testosteronspiegel häufig zu niedrig ist. Das Testosteron kann zurückgehen oder auch nicht; bei manchen Frauen steigt es sogar an. Das Progesteron sinkt jedoch schon vor der Menopause ab und kann viele unangenehme Symptome hervorrufen. Ein natürlicher Progesteronersatz (kein synthetischer!) hilft vielen Frauen zu Beginn der Wechseljahre, wenn Symptome wie Reizbarkeit und Kopfweh in erster Linie auf eine Östrogendominanz zurückzuführen sind. In den späteren Wechseljahren können Progesteron-Ersatzmittel auch gegen Hitzewallungen helfen, wahrscheinlich weil Progesteron ein Präkursor-Hormon (Vorhormon) ist, das der Körper in Östrogen umwandeln kann. Und es kann sogar bei Angina Pectoris helfen und die vom Herzen ausgehenden Brustschmerzen lindern.

Obwohl für manche Frauen die Symptome der Wechseljahre – gelinde gesagt – ziemlich störend sind, scheinen andere Frauen ohne große Probleme durch die Wechseljahre zu schippern. Wie auch immer, die Symptome werden nicht ewig bleiben. Sie verschwinden normalerweise etwa in dem Jahr nach der letzten Regelblutung.

Die Palette der Symptome

Es folgt ein Überblick über die am meisten verbreiteten Symptome, wobei mit Sicherheit nicht jede Frau sämtliche Symptome hat:

- *Unregelmäßige Blutungen* sind das erste Zeichen, dass der Übergang in die Wechseljahre begonnen hat; sie treten typischerweise irgendwo zwischen zwei und acht Jahren vor der letzten Monatsblutung einer Frau auf. Es kann gut sein, dass bei Frauen, deren Zyklus vorher so regelmäßig wie ein Uhrwerk war, die Periode plötzlich mehrere Monate ausbleibt. Auch wenn unregelmäßige Blutungen signalisieren, dass der Eisprung nicht mehr jeden Monat stattfindet, bedeutet es nicht, dass Sie gar keinen Eisprung mehr haben. Sie können also immer noch jederzeit schwanger werden, bis die Einjahresmarke ohne Regelblutung überschritten ist. Sorgen Sie also für die Verhütung, wenn Sie nicht vorhaben, in dieser Phase des Lebens noch ein Kind zu bekommen. Glauben Sie mir – es kommt tatsächlich vor! Und eine Schwangerschaft bei einer Frau über 50 bedeutet ein hohes Risiko für Mutter und Kind.
- *Schwächere Blutungen oder auch stärkere Blutungen* als gewöhnlich, beides ist möglich.
- *Hitzewallungen* sind das häufigste Symptom der Wech-

seljahre und werden in stärkerer oder schwächerer Form von bis zu 85 Prozent aller Frauen erlebt. Viele Frauen schwitzen auch nachts so stark, dass sie davon aufwachen und ihr Schlaf regelmäßig unterbrochen wird (bei den meisten Frauen kommen die Schweißausbrüche zwischen 3 und 4 Uhr morgens, obwohl diejenigen, die nachts lange aufbleiben oder in Nachtschicht arbeiten, es vielleicht ganz anders erleben). Stärkere Hitzewallungen und nächtliche Schweißausbrüche treten verstärkt sowohl bei Frauen auf, die unter emotionalem Stress stehen, als auch bei denjenigen, die Lebensmittel mit einem hohen Gehalt an Zucker und raffinierten Kohlenhydraten essen, wie z.B. Backwaren, Süßigkeiten, Weißbrot, Kartoffeln, Weizennudeln, Wein, Schnaps und Bier. Außerdem kommen Hitzewallungen auch häufiger bei Frauen vor, bei denen die Gebärmutter entfernt wurde, sei es zusammen mit den Eierstöcken oder ohne sie.

- *Stimmungsschwankungen* wie Reizbarkeit und Depressionen sind ebenfalls typische Zeichen der Wechseljahre. Unter diesen Symptomen leiden besonders die Frauen, die schon früher vor dem Einsetzen der Periode Stimmungsschwankungen erlebt haben.
- *Schlaflosigkeit* kann auch ohne die nächtlichen Schweißausbrüche in dieser Zeit auftreten.
- *Wirre Gedanken* (oder »Watte im Kopf«) sind kein An-

zeichen dafür, dass es nicht mehr weit zur Demenz ist, wie manche Frauen befürchten, sondern sie sind eher eine vorübergehende Folge der hormonellen Veränderungen der Wechseljahre. Zu diesen Veränderungen gehören auch Konzentrationsschwierigkeiten sowie manchmal eine leichte Vergesslichkeit. Die Situation ist ähnlich wie die geistige Unklarheit, die manche Frauen erleben, nachdem sie ein Kind bekommen haben. Die »Watte im Kopf« ist dazu da, die Aufmerksamkeit nach innen zu richten, damit man sich zur Abwechslung mal auf sich selbst konzentriert.

- *Herzklopfen* haben manche Frauen während der Wechseljahre mit einer höheren Ausschüttung von Stresshormonen, die unter anderem durch größere Ängste und Sorgen verursacht wird. Sie können häufig mit einem Trauma aus der Vergangenheit zu tun haben, und nun haben Sie die Kraft, dieses Trauma zu verarbeiten und aufzulösen. (Herzklopfen kann übrigens auch ein Zeichen einer Schilddrüsenstörung sein.) Auch Schmerzen im Brustkorb (Angina) können vorkommen, was meist sowohl mit den Stresshormonen als auch mit Progesteronmangel zu tun hat.
- *Migräne* kommt ebenfalls während der Wechseljahre häufiger vor, normalerweise (aber nicht immer) bei Frauen, die bereits vorher an den Tagen vor ihrer Menstruation Migräneanfälle hatten. Auch Migräne

wird häufig durch den fallenden Progesteronspiegel hervorgerufen.

- *Spannungen in der Brust* können ebenfalls häufiger bei Frauen auftreten, die dieses Symptom in den Tagen vor der Menstruation hatten (solche Spannungen können übrigens auch ein Zeichen für Jodmangel sein).
- *Knochenabbau* kann ein Problem sein, besonders bei Frauen, die sich nicht gesund ernähren und keinen Sport treiben. (Knochenabbau ist auch ein Zeichen für Vitamin-D-Mangel.) Alle Frauen sollten ihren Vitamin-D-Spiegel prüfen lassen.
- Eine *Schilddrüsenunterfunktion*, welche oft keine offenkundigen Symptome hervorruft und nur mit einem entsprechenden Bluttest diagnostiziert werden kann, tritt bei bis zu einem Viertel aller Frauen in dieser Zeit auf. Bei vielen Frauen ist ein Jodmangel der Grund dafür. Lassen Sie dies bei Ihrem Arzt oder Heilpraktiker testen. Vielleicht brauchen Sie mehr Jod in Ihrer Nahrung. Es ist in Algen, Fischen und Meeresfrüchten enthalten. Ein weiteres gutes Mittel zur Jodergänzung ist Modifilan, ein konzentrierter organischer Braunalgenextrakt. Anmerkung: Wenn Sie Ihren Jodspiegel auffüllen, kann es sein, dass Sie eine geringere Dosis des Schilddrüsenhormons einnehmen müssen. Sie sollten also auf jeden Fall Ihre Schilddrüsenhormon-Werte (TSH) überprüfen lassen.

- *Gutartige Fibrome bzw. Myome in der Gebärmutter* (gutartige Tumoren aus glatter Muskulatur und Bindegewebe) entwickeln sich bei etwa 40 Prozent der Frauen.
- *Veränderungen der Libido* sind ebenfalls eine häufige Erscheinung. Im Gegensatz zu einem weit verbreiteten Glauben stimmt es allerdings nicht, dass sich bei gesunden Frauen das sexuelle Verlangen durch die hormonellen Veränderungen während der Wechseljahre verringert. Bei manchen Frauen kann jedoch ein reduzierter Testosteronspiegel infolge von Medikamenten, Operationen oder Erschöpfung der Nebennieren dazu führen, dass das sexuelle Verlangen nachlässt. Zuweilen kann die Libido auch nachlassen, weil sich der Östrogenspiegel verändert, und das kann zusätzlich Trockenheit und Schleimhautreizungen in der Vagina bewirken, wodurch der Geschlechtsverkehr schmerzhaft sein kann. Das lässt sich übrigens ganz einfach durch ein Gleitmittel oder eine östrogenhaltige Vaginalcreme beheben. Wenn Frauen die Einjahresmarke seit der letzten Menstruation überschritten haben, kann die Freiheit von den Sorgen um eine ungewollte Schwangerschaft sogar dazu führen, dass sie wieder ein stärkeres Verlangen nach Sex haben.

Die chemischen Bedingungen im Gehirn verändern sich ebenfalls in der Lebensmitte und beeinflussen die Art und Weise, wie wir denken und Informationen verarbeiten. Zum Beispiel stellen Frauen in der Zeit um die Wechseljahre oft fest, dass sie sich über Ungerechtigkeit und unfaires Verhalten nicht nur stärker aufregen, sondern in diesen Fällen auch eher bereit sind, den Mund aufzumachen. Da die Schläfenlappen in unserem Gehirn nun häufiger in Anspruch genommen werden, verbessert sich auch unsere Intuition. Doch im Gegensatz zu den Symptomen der vorangehenden Liste bleiben die Veränderungen der Chemie im Gehirn mehr oder weniger bestehen – ein Zeichen, dass wir im Laufe unseres Lebens tatsächlich weiser werden.

Vielleicht stellen Sie auch fest, dass Sie jetzt einen viel stärkeren schöpferischen Drang empfinden, seitdem Ihre Lebensenergie nicht mehr für die Regelblutungen bzw. fürs Kinderkriegen gebraucht wird. Stattdessen wird sie umgeleitet in das starke Bedürfnis, auf einem anderen Gebiet kreativ zu werden – ob Sie nun Tagebuch führen, Gedichte schreiben oder zeichnen bis hin zur Neueröffnung eines Unternehmens. Längst begrabene Träume und Gefühle kommen in dieser Zeit mit wieder erwachter Leidenschaft an die Oberfläche. Es ist, als würde Ihre Seele sagen: »Hallo, was ist eigentlich mit mir? Wann bin ich denn endlich dran?« Wenn Sie Ihren innersten Träumen und Wünschen jetzt keinen Raum geben und sie stattdessen bei sich behalten – meist aus Furcht, damit irgendwelche Familienmitglieder zu verstören oder gegen sich aufzubringen –, dann ist es sehr wahrscheinlich, dass bei Ihnen die Symptome der Wechseljahre viel unangenehmer werden. Und das ist nicht alles! Sie können auch davon ausgehen, dass irgendwann gesundheitliche Probleme auftreten.

Im Endeffekt geht es darum, dass wir Frauen so konstruiert sind, dass wir nach den Wechseljahren eher damit in Verbindung sind, was uns wirklich wichtig ist, und unser Körper ist wie ein hochempfindliches Barometer, das uns jederzeit anzeigt, wie nah wir in unserem Leben unseren wahren Herzenswünschen sind. Wenn wir uns davon, was wir wirklich wollen, entfernen, gibt uns der Körper einen sanften Stups, um uns zu warnen, damit wir etwas ändern, um wieder auf den richtigen Kurs zu kommen. Wenn wir darauf nicht achten, kann der sanfte Stups zu einem harten Stoß werden.

Wenn wir die Wechseljahre aus dieser Perspektive sehen, erkennen wir, dass uns der Körper in der Lebensmitte auf göttliche Weise hilft, die richtigen Entscheidungen zu treffen, die uns glücklich machen und uns gesund halten. Was könnte uns Besseres passieren?!

Leiden ist nicht unvermeidlich

Wie unangenehm die körperlichen und emotionalen Symptome während der Wechseljahre sind, hängt natürlich auch davon ab, ob und in welchem Maß Ihre bisherige Lebensweise unausgewogen war und Ihnen deshalb nicht gut getan hat. Sehen Sie es doch einmal so: Ihr Körper hat Ihnen etwa 40 Jahre gegeben, um alles auf die Reihe zu bekommen. In der Teenager-Zeit, in den Zwanzigern und Dreißigern ist der Körper unglaublich nachsichtig. Auch wenn Sie gestresst und überarbeitet waren, wenn Sie zu viel getrunken und geraucht haben, zu wenig Sport getrieben und sich nicht gesund ernährt haben, konnte es der Körper immer noch schaffen, bei einigermaßen guter Gesundheit zu bleiben.

Wenn Sie aber die Lebensmitte einmal erreicht haben, wird Sie der Körper mit so einem Lebensstil nicht mehr ungeschoren davonkommen lassen, und Sie werden schließlich den Preis dafür zahlen müssen. Warum also nicht jetzt damit anfangen, unser Leben zum Besseren zu verändern? Frauen, die in einem Zustand emotionaler Erschöpfung und mit unausgewogener Ernährung in die Wechseljahre kommen, leiden typischerweise am meisten unter den Symptomen, ganz zu schweigen davon, dass ihr Gesundheitszustand sich verschlechtert, je älter sie werden. Dagegen zeigen Studien, dass Frauen, die sich richtig ernährt haben, regelmäßig Sport getrieben und gut für sich gesorgt haben, nicht dazu neigen, an Knochenabbau, verringerter Libido, Herz- und Gefäßerkrankungen, Depressionen, Vergesslichkeit und anderen häufigen Wechseljahrssymptomen zu leiden. Das sind doch gute Nachrichten, oder?

Ihre geistige Einstellung spielt ebenfalls eine wichtige Rolle dabei, wie leicht Sie diese Übergangszeit bewältigen. Ihre Einstellung, Ihre Gedanken, Glaubenssätze und Erwartungen haben einen starken Einfluss darauf, wie Sie die Wechseljahre erleben. Dazu etwas von den Frauen der !Kung, eines Volksstamms im südlichen Afrika. Der gesellschaftliche Status dieser Frauen ist nach der Menopause höher als vorher, und deshalb freuen sie sich darauf, anstatt sich davor zu fürchten. Es überrascht nicht, dass die !Kung-Frauen überhaupt keine Wechseljahrssymptome haben. Es gibt in ihrer Sprache nicht einmal ein Wort für Hitzewallungen.

Eine neue Sicht auf die Lebensmitte

In unserer Gesellschaft ist seit langem der Glaube verbreitet, Menopause bedeute, dass eine Frau alt wird und deshalb ihr Körper anfängt abzubauen. Aber in Wirklichkeit ist das denkbar weit von der Wahrheit entfernt. Sie erleben etwas, das ich als den »Zusammenbruch zum Durchbruch« bezeichne. Das Beste kommt erst!

Die Übergangszeit der Wechseljahre ist ein Weckruf, der Sie zwingt, Ihr Leben so zu verändern, dass Sie stärker in Verbindung mit Ihrer vitalen Lebenskraft sind (die im Osten auch Chi oder Prana genannt wird). Die Wahrheit über diese Phase des Lebens ist folgende: Wenn Sie den Mut haben, Ihre Glaubenssätze und Verhaltensweisen so zu ändern, dass sie ihre eigene Wahrheit sprechen, und wenn Sie es wagen, das zu kultivieren, was Ihnen Vergnügen macht, anstelle dessen, was Ihnen Stress macht, dann haben Sie die Kraft, sich ein Leben zu erschaffen, das erfüllt ist mit ungehemmter Freude, grenzenlosem Überfluss und strahlender Gesundheit. Und dazu gehört ganz bestimmt auch der beste Sex Ihres Lebens! Na, ist das nicht etwas, worauf Sie sich freuen können?!

Kapitel 1

Es ist nicht vorbei!

Das Ende unseres gebärfähigen Alters mag das Ende eines Lebensabschnitts sein, aber es bedeutet auf keinen Fall, dass nun alles vorbei ist und wir zum alten Eisen gehören. Weit gefehlt! Auch wenn dies seit Jahrzehnten die konventionelle Sichtweise ist, ist das Einzige, was mit der Menopause wirklich vorbei ist, unsere Fähigkeit, auf natürliche Weise ein Kind zu empfangen (ich sage »natürlich«, weil heute dank neuester wissenschaftlicher Entwicklungen Frauen auch nach der Menopause – mit etwas technischer Nachhilfe – schwanger werden und sogar ein Kind gebären können). Die Menopause ist also nicht das Ende, sondern eigentlich der Anfang einer Phase, in der wir auf eine ganz neue Weise in unsere Kraft kommen. Sie ist der Frühling der zweiten Lebenshälfte, und viele Frauen stellen fest, dass diese Hälfte die bessere ist!

Obwohl die Menopause nicht das Ende ist, kann es sich natürlich manchmal so anfühlen. Der Grund dafür ist einfach: Früher war die Menopause tatsächlich für viele Frauen das Ende. Zu Beginn des 20. Jahrhunderts lag die durchschnittliche Lebenserwartung von Frauen bei 40 Jahren.

Dass uns die Menopause wie ein Ende vorkommt, liegt außerdem daran, dass viele von uns in dieser Zeit das Bedürfnis haben, all das aufzugeben, was in unserem Leben nicht mehr stimmt. Das kann die Arbeit sein, die Beziehungen oder die Art, wie wir leben, wenn uns dies nicht mehr wirklich darin unterstützt, was wir nun werden wollen. Die Vergangenheit loszulassen, ist selten einfach gewesen, und wir brauchen dafür viel Vertrauen. Der Schriftsteller Joseph Campbell drückt es so aus: »Wir müssen bereit sein, das Leben aufzugeben, das wir geplant haben, um das Leben zu haben, das auf uns wartet.« Und es ist eine Menge Leben, das nach der Menopause auf uns wartet: Heute liegt die durchschnittliche Lebenserwartung von Frauen schon ein ganzes Stück über 80! Wir leben nicht nur länger, sondern wir leben auch viel gesünder als je zuvor. Die Anzahl der Krebserkrankungen ist seit 1991 zurückgegangen, und die Anzahl der Frauen, die an Herzerkrankungen sterben, geht seit fünf Jahren – zum ersten Mal, seit dazu Daten erhoben werden – kontinuierlich zurück. Wenn eine Frau heute ihren 50. Geburtstag feiert, ohne dass sie Krebs oder eine Herzerkrankung hatte, kann sie damit rechnen, mit 92 immer noch quicklebendig zu sein. Wenn dieser Trend so weitergeht, werden die Frauen eines Tages nach der Menopause mehr Jahre zu leben haben als davor!

Wir brauchen auch nicht mehr zu befürchten, dass wir im fortgeschrittenen Alter geistig abbauen. Eine Studie der

Gesellschaft für Neurowissenschaft aus dem Jahr 2006 zeigt, dass bei richtigem Training das Gehirn mit 85 Jahren immer noch genauso gut funktionieren kann wie bei einem oder einer 30-Jährigen. Eine gute Nachricht!

Im Endeffekt ist also der körperliche und geistige Abbau keine natürliche Folge des Älterwerdens, wie man uns bisher glauben machen wollte, sondern in erster Linie eine Folge dessen, was unsere Kultur über das Altwerden glaubt und was für eine Lebensweise wir wählen. Allerdings ändern sich diese Glaubenssätze rapide in der heutigen Zeit, in der die Frauen der Babyboom-Generation in die Wechseljahre kommen. Nach einer Schätzung der Behörde für Bevölkerungsstatistik in den USA ist dort jeder fünfte Erwachsene heute eine Frau über 50.

Wenn Sie sich einmal umschauen, werden Sie sehen, was ich meine: Noch nie waren ältere Frauen emotional so stark, wirtschaftlich so mächtig und körperlich so sexy und attraktiv wie heute!

Was noch besser ist: Immer weniger Frauen müssen davon überzeugt werden. Beinahe sechs von zehn Frauen zwischen 50 und 70 sagen, dass es ihnen gefällt, was sie sehen, wenn sie in den Spiegel schauen, wie eine Untersuchung von Marti Barletta in der amerikanischen Frauenzeitschrift *PrimeTime Women* zeigt. Nicht nur das, sondern die überwältigende Mehrheit von 82 Prozent der Frauen in dieser Altersgruppe sagen, dass sie sich viel jünger fühlen, als sie sind, und 59 Prozent glauben, dass das Beste, was sie erreichen können, noch vor ihnen liegt. Eindeutig kann sich das Bild, eine Frau in den Wechseljahren sei »vertrocknet und weg vom Fenster«, nicht mehr halten.

Um den Beweis dafür zu sehen, muss ich nicht weit schauen. Meine heute 82-jährige Mutter Edna ist mit Ende 60 den ganzen Appalachian Trail (mit 3440 km einer der längsten Hochgebirgs-Wanderwege der Welt, der die gesamten Appalachen, ein Mittelgebirge im Osten Nordamerikas, durchzieht, Anm. d. Übers.) entlanggewandert. Mit 70 verbrachte sie drei Monate mit Wandern und Kayakfahren in Alaska. Ein paar Jahre später bestieg sie mit ihrer Freundin Anne, die drei Jahre älter ist als sie, die 200 höchsten Gipfel von Neuengland. Und vor wenigen Jahren bestieg sie den Mount Washington und machte mit einem 90-jährigen Freund Schneeschuhwanderungen im Norden von Vermont. Ich frage mich allmählich, ob sie überhaupt schon in ihrer Lebensmitte angekommen ist!

Die Geburt des neuen Selbst

Die körperlichen und emotionalen Beschwerden, die viele von uns in den Wechseljahren erleben, sind im Grunde genommen die Wehen, die wir bei der Geburt unseres neuen – und besseren – Selbst durchmachen. Anstatt unsere Energie allen anderen zu geben und für alles andere um uns herum zu gebrauchen, weil wir uns unserer Familie und/oder unserer Karriere widmeten, ruft uns jetzt unsere Biologie dazu auf, diese Energie zu uns selbst zurückzuholen.

Wenn Sie sich nicht vorstellen können, sich selber einmal an die erste Stelle zu setzen, versuchen Sie es so zu sehen: Es gibt einen Grund, warum die Stewardess auf dem Flug Leuten, die mit Kleinkindern reisen, die Anweisung gibt, die Sauerstoffmaske, wenn sie von oben herunterfällt, zuerst sich selbst aufzusetzen. Sie können niemandem helfen, wenn Sie nicht zuallererst für sich selber sorgen. Wenn Sie es nicht tun, verlieren dabei alle.

Vielen Frauen, die die Herausforderung, die Genugtuung oder auch die Bewunderung genossen haben, als sie im Mittelpunkt der Familie standen, wird es natürlich nicht so leicht fallen, diese Position aufzugeben. Es ist hilfreich, sich klarzumachen, dass wir, wenn wir uns auf die neue Rolle einlassen und die Zügel der Kontrolle in der Familie loslassen, unseren großen Kindern ein gutes Beispiel geben. Es ist doch fabelhaft, was für ein Vorbild wir unseren Töchtern (oder Schwiegertöchtern, Enkelinnen, Nichten) präsentieren, wenn wir ein Leben in Freiheit, Erfüllung und Freude leben, anstatt in Pflichtbewusstsein und Plackerei stecken zu bleiben.

Würden Sie wollen, dass sich Ihre Kinder zurückhalten, anstatt das zu werden, wozu sie voll und ganz in der Lage sind? Natürlich nicht! Ebenso wenig sollten Sie sich selbst zurückhalten.

Unsere »Wiedergeburt« kann das Boot etwas ins Wanken bringen. Vielleicht ist es nötig, den Status quo und die Konventionen in Frage zu stellen, und es mag sein, dass wir jetzt Nein sagen, wo wir früher vielleicht Ja gesagt hätten (oder umgekehrt). Dieser Wechsel besteht zu einem großen Teil darin, die Dinge loszulassen, die nicht mehr zu uns passen und uns nicht mehr nützlich sind – die Rollen und Beziehungen, welche uns zurückhalten und uns mehr Energie nehmen, als sie uns geben.

Hierzu möchte ich ein Beispiel aus meinem Leben anführen: Ich kaufte mir einen Mustang Cabrio, um meinen Spaß damit zu haben, aber wenn draußen schönes Wetter war, wollte ihn meine Tochter auch benutzen. Also ließ ich sie damit fahren. Als Mutter mache ich sie ja gerne glücklich, aber ihr den Wagen ständig zu überlassen, bedeutete, dass ich überhaupt keine Chance mehr hatte, selber mit offenem Dach durch die Gegend zu fahren. Ich merkte bald, dass ich mich auf etwas eingelassen hatte, womit ich mich selbst auf ungesunde Weise aufopferte. Also begann ich, mit meinem Cabrio zu fahren, wann immer ich wollte, und es war ein herrliches Gefühl!

Alles, was unsere Seele nicht nährt und was uns nicht ein Gefühl von pulsierender Lebendigkeit gibt, sollte nun am Wegesrand zurückbleiben. Unser Leben hat keinen Platz mehr für diese Dinge. Von nun an sollte alles, was wir denken, sagen und tun, uns entweder darin unterstützen, dass wir uns für ein Leben voller Leidenschaft und Freude engagieren, oder es wird unseren Verfall beschleunigen und die Chancen erhöhen, uns unwohl zu fühlen und krank zu werden. Wir haben die Wahl.

Es sollte Ihnen auch bewusst sein, dass dieser emotionale Frühjahrsputz kein einmaliges Ereignis ist. Er sollte Teil einer neuen Lebensweise werden. Sobald Sie merken, dass irgendetwas für Sie nicht mehr funktioniert, haben Sie jederzeit die Möglichkeit, eine neue Wahl zu treffen, die besser zu Ihnen passt.

Das reinigende Feuer des Zorns

Oft begleiten stürmische Emotionen die Übergangszeit in der Lebensmitte. Ein Gefühl, welches diese persönliche Wiedergeburt häufig begleitet, ist der Zorn. Zorn ist ein Zeichen dafür, dass Sie sich mit etwas abgefunden haben, was nicht wirklich gut für Sie war, und jetzt sind Sie nicht mehr bereit, es länger zu ertragen. Über die Launen von Frauen in den Wechseljahren macht man sich oft lustig, aber glauben Sie mir: Dieser Zorn ist wie der Treibstoff eines Düsenjets – die Energie, die nötig ist, um Sie in Ihr neues Leben zu befördern.

Dass wir in dieser Zeit häufiger zornig werden, liegt daran, dass wir ein ziemlich heftiges Bedürfnis verspüren, Dinge auszusprechen und uns Gehör zu verschaffen – zuweilen vielleicht zum ersten Mal seit Jahrzehnten! Viele von uns haben ihre wahre Stimme in der Pubertät heruntergedrosselt, denn damals ging es darum, dazuzugehören, unseren Platz zu finden und sich an die Regeln zu halten. Nun definieren wir uns neu und können den Deckel nicht mehr zuhalten, wenn uns etwas aufregt, und das mit gutem Grund. Auch wenn wir vielleicht daran gewöhnt sind zu glauben, Wut sei etwas Negatives, hat sie in dieser Zeit des Wechsels eine wichtige Funktion und kann als Maß dafür gesehen werden, wie stark unsere Lebenskraft ist. Wenn die Wechseljahrssymptome wie die Wehen vor der Geburt unseres wahren Selbst in der Lebensmitte sind, dann ist unser Zorn eigentlich wie der Schrei unseres neu geborenen Selbst, das wir gerade zur Welt gebracht haben.

Die Macht der Leidenschaft in der Lebensmitte

Leidenschaft ist ebenfalls eine Emotion, die wir in dieser Phase des Lebens häufig mit erneuter Intensität freisetzen. Viele Frauen verspüren wachsende Begeisterung für Aktivitäten, die sie vorher auf Eis gelegt oder »auf später« verschoben hatten, und berichten, dass sich ihr Leben sehr zum

Besseren gewandelt hat, seit sie angefangen haben, Dinge zu tun, die sie aufregend finden. Dazu gehört zum Beispiel: ein gutes Buch zu lesen, mit Freunden ins Kino zu gehen, zu reisen, reiten zu gehen, sich künstlerisch zu betätigen, draußen in der Natur zu sein oder auch die Wohnungseinrichtung neu zu gestalten – mit anderen Worten: alles, was Spaß macht und wofür Sie sich vorher nie Zeit genommen haben. Es kann auch sein, dass Sie ehrenamtlich für einen guten Zweck arbeiten möchten. Es ist sehr belebend und erfüllend, sich für etwas einzusetzen, das dem Gemeinwohl dient. Und ob Sie es glauben oder nicht: Die guten Gefühle, die man dadurch zurückbekommt, können auch in unser Liebesleben überschwappen!

Unsere Leidenschaft wirklich auszuleben, ist in dieser Übergangszeit in der Lebensmitte sehr wichtig, denn es hilft uns, auf einer tiefen emotionalen und spirituellen Ebene Verbindung mit unserem neu entstehenden Selbst aufzunehmen. Solche Aktivitäten sind kein Luxus. Indem wir das tun, was wir gerne tun und was uns Spaß macht, halten wir das Feuer unserer Lebenskraft am Lodern. Es ist höchste Zeit, den Grundsatz »Folge deinem Glück« zu beherzigen – nämlich das zu tun, was uns glücklich macht!

Und es ist sehr wichtig, dass Sie wissen, was geschieht, wenn Sie das tun. Frauen, die bei allem, was sie tun, eine starke leidenschaftliche Kraft behalten, bekommen eine magnetische Anziehungskraft für positive Menschen und Situationen. (Es gibt Statistiken, die besagen, dass solche Menschen auch etwa acht Jahre länger leben.) Während Sie sich also mit all den herrlichen Dingen vergnügen, die Sie in Ihr Leben gebracht haben, schicken Sie auch Signale hinaus ins Universum: »*Ich liebe das Leben und finde es toll, dass ich das Leben liebe. Also bringt mir noch mehr Gutes*!« Das Universum antwortet immer, denn alles, worauf Sie Ihre Aufmerksamkeit richten, wächst. Und wenn Sie Ihre Aufmerksamkeit darauf richten, Dinge in Ihr Leben zu bringen, die lebensbejahend sind und Spaß machen, öffnen Sie gleichsam die Schleusen des Kanals, um eine wahre Flut davon in Ihr Leben zu ziehen. So einfach ist das.

Dieses Gefühl, in das Leben selbst verliebt zu sein, ist übrigens auch das A und O für eine leidenschaftliche und erfüllende Partnerbeziehung. Sie können ja schließlich nicht etwas geben, was Sie nicht haben. Wenn also Ihre Leidenschaft und Ihre Begeisterung in allen Lebensbereichen zunehmen, verstärkt sich natürlich auch die Leidenschaft in Ihrer Beziehung, oder es kann bewirken, dass Sie für andere so anziehend werden, dass Sie eine neue heiße Liebe finden. Mit anderen Worten: Ehe Sie eine leidenschaftliche Beziehung mit jemand anderem eingehen können, müssen Sie bereits in einer leidenschaftlichen Beziehung sein: und zwar mit sich selbst und mit Ihrem Leben.

Leidenschaftlichkeit ist aus folgendem Grund so wichtig für Ihr Leben: Wenn Sie sich erlauben, mehr Freude und

Lust in Ihr Leben zu bringen, sind Sie viel mehr in Verbindung mit Ihrem wahren Selbst, so wie Sie wirklich sind – und das macht Sie so anziehend für andere Menschen. Dieses authentische Selbst ist voller Kraft, Schönheit und positiv ansteckend für andere, die genau mit der gleichen Leidenschaftlichkeit leben. (Und ob Sie es glauben oder nicht: Ihre wahre Essenz ist viel attraktiver als die Person, die Sie meinen, sein zu müssen, oder auch als die Person, die Sie den anderen vorzumachen versuchen.) Es funktioniert folgendermaßen: Andere Leute, die ebenso verliebt ins Leben sind, senden positive Signale aus, welche Sie sicherlich genauso leicht empfangen werden, wie diese Leute die Ihren empfangen. Gleich und Gleich gesellt sich gern. Das ist eines der Gesetze des Universums.

Ich möchte betonen, dass es keine Altersgrenze gibt, um eine leidenschaftliche Beziehung jeglicher Art zu haben – und dazu gehört auch leidenschaftlicher Sex! Obwohl uns die Gesellschaft oft glauben machen will, die Menopause sei das Ende des sexuellen Verlangens, ist diese Denkweise definitiv überholt. Solange wir unseren Körper und unsere Gefühle quicklebendig und gesund erhalten, kann auch unser Liebesleben gesund und quicklebendig bleiben. Das sexuelle Verlangen von Frauen, die gesund und glücklich sind, verringert sich in den Wechseljahren nicht. Von einer starken Libido bei einer Frau in den Wechseljahren kann man mit Sicherheit dann ausgehen, wenn sie einen neuen Sexualpartner hat; und das gilt sogar – oder gerade – für Frauen, deren Liebesleben vorher gar nicht so toll war.

Das bedeutet nicht, dass Sie jetzt gleich Ihren Partner sausen lassen müssen. Es bedeutet, dass Sie selbst eine neue Partnerin werden können. Solange Sie mit dem Kopf und dem Herzen bereit dafür sind, wird Ihr Körper einen Weg finden.

Ein weiterer wichtiger Schlüssel für ein gesundes Sexleben liegt darin, dass jede Frau – in jedem Alter! – lernen kann, ihren Körper anzutörnen. Wirklich! Aber das bedeutet nicht, dass es etwas ist, was Sie nur im Bett tun können. Sexuelles Verlangen fängt mit einer Idee an und wird durch Ihre Gedanken und Ihre innere Einstellung ebenso entzündet wie durch irgendeine körperliche Aktion oder Reaktion. Sie brauchen nicht den Körper einer jungen Frau zu haben, um sexy und begehrenswert zu sein. Sie müssen einfach anfangen, sich selbst als eine Frau zu sehen, die sexuell begehrenswert ist. Dr. phil. Gina Ogden, renommierte Forscherin auf dem Gebiet der menschlichen Sexualität, drückt es so aus: »Selbstachtung ist die Mutter des sexuellen Verlangens, und dieses Verlangen kann mit dem Alter reifen wie ein edler Wein.«

Wenn Sie den Mut haben, durch das reinigende Feuer der Wechseljahre zu gehen, kommen Sie auf der anderen Seite heraus und beginnen das Leben, welches in der Tat bereits auf Sie wartet.

Und Sie werden feststellen, dass es besser ist, als Sie es sich je hätten erträumen können!

Kapitel 2
Lust und Freude ohne Grenzen

Wir Menschen werden geboren, um grenzenlose Lust und Freude zu erfahren. Das ist unser Geburtsrecht. Dem nachzugehen, was uns Lust bereitet, und uns dieses auch regelmäßig zu gönnen, sind ganz wesentliche Voraussetzungen, um körperlich und emotional gesund zu werden und zu bleiben. Richtig! Sich gut fühlen zu wollen, ist kein Luxus, sondern lebensnotwendig. Freude in jeder Form schürt im wahrsten Sinne des Wortes unsere Lebenskraft (unser Chi oder Prana), als würden wir Holzscheite auf ein Feuer legen.

Überlegen Sie mal, wann Sie das letzte Mal wirklich tief in etwas Lustvolles eingetaucht sind, wann Sie dieses positive Gefühl wirklich bis ins Innerste genossen haben. Vielleicht haben Sie sich ein Stück feinste Schokolade auf der Zunge zergehen lassen oder die salzige Luft am Meer tief eingeatmet oder sich eine wunderbare Rückenmassage geben lassen. Jeder Mensch empfindet Lust auf seine eigene Art und Weise, und Sie können sich auf Ihre fünf Sinne verlassen, wenn Sie wissen wollen, wann bei Ihnen der Punkt getroffen ist. Falls Sie sich nicht mehr erinnern, wie es ist, sich in purer Seligkeit zu verlieren, brauchen Sie nur fünf Minuten mit einem zweijährigen Kind zu verbringen. Wenn Sie ganz in der Freude an der Lust aufgehen, erneuern Sie im selben Moment Ihre Zellen, kurbeln Ihren Blutkreislauf an und fördern Ihre Gesundheit auf allen Ebenen – körperlich, geistig und seelisch. Wahrscheinlich kriegen Sie sogar gerade jetzt beim Lesen einen Gesundheitsschub, wenn Sie sich diese wunderbare Erfahrung nur vorstellen!

Um zu verstehen, wie stark sich Freude und Lust positiv auf unsere Gesundheit auswirken, stellen Sie sich andersherum einmal vor, was geschieht, wenn Sie nichts davon empfinden. Denken Sie an eine Zeit, in der Sie völlig ausgebrannt waren. Wahrscheinlich hatten Sie das Gefühl, dass Ihre Batterien leer sind. Und das stimmt: Sie waren wirklich leer. Es war nicht nur Energie, die Ihnen fehlte, sondern auch die Lebenskraft. Man kann es so sagen: Energie ist das, was Sie durch den Tag bringt. Lebenskraft ist das, was Ihren Schritt beschwingt macht, während Sie sich durch den Tag bewegen. Können Sie den Unterschied erkennen?

Da es also Lust und Freude sind, welche unsere Lebenskraft antreiben, hat uns Gott so erschaffen, dass wir uns davon natürlicherweise angezogen fühlen. Ihr Körper ist eigentlich auf Freude programmiert! Doch bevor ich hier weitergehe, lassen Sie mich kurz erklären, was Freude nicht ist. Freude ist nicht, sich zu betrinken oder zu berauschen oder Dinge zu tun, die Ihnen am nächsten Tag peinlich sind. Und es bedeutet auch nicht, dass Sie Ihre Familie und den Job aufgeben, um in einem Badeort zu leben oder sich auf eine einsame Insel abzusetzen. Auch wenn es vorübergehend toll ist und Spannungen abbaut, ab und zu mal über die Stränge zu schlagen, wird es Ihnen keine andauernde Freude bereiten, geschweige denn Ihrer Gesundheit förderlich sein, high oder betrunken zu sein oder eine Orgie zu feiern. Höchstwahrscheinlich werden Sie sich danach schlechter fühlen. Wenn Sie keine Verantwortung übernehmen wollen und körperlich, emotional oder auch finanziell unbesonnen sind, unterminieren Sie damit Ihre Fähigkeit, sich auf lange Sicht wohl zu fühlen.

Wenn ich also empfehle, dass Sie dem nachgehen sollen, was Ihnen Lust und Freude bereitet, meine ich damit, dass Sie lernen, die Dinge, die Ihnen bleibend Lust und Freude bringen, zu erkennen und wertzuschätzen, um sie dann bewusst regelmäßig in Ihr Leben einzubauen. Stellen Sie sich vor: Ihr eigener Körper wurde während eines Orgasmus gezeugt – in der größten Lust, die Menschen empfinden können. Wie soll es aus dieser Perspektive betrachtet möglich sein, dass Lust und Freude *keine* lebenswichtige Rolle dabei spielen, dass Ihr Körper optimal funktioniert?

Warum Freude und Gesundheit zusammengehören

So wie jeder Teil einer Maschine besser funktioniert, wenn er gut geschmiert ist, arbeiten Ihre Organe (und Ihr restlicher Körper) besser, wenn Sie Gedanken denken und Gefühle fühlen, die Ihnen Freude bereiten, oder auch wenn Sie Aktivitäten nachgehen, die Ihnen Spaß machen. Das trifft in mehrfacher Hinsicht zu.

Die Durchblutung verbessert sich, wenn wir Lust empfinden. Eine gesunde Durchblutung ist wichtig, weil der Blutstrom Nährstoffe zu sämtlichen Körperzellen befördert und die Abfallprodukte der Zellen abtransportiert. Es ist so, als würden Sie gleichzeitig den Kühlschrank auffüllen und den Müll wegbringen.

All dies haben wir einem Gas namens Stickoxid zu verdanken. Wenn Sie sich gut fühlen oder auch ruhig, quicklebendig und gesund, wird Stickoxid in kleinen Stößen von der Innenwand Ihrer Blutgefäße freigesetzt. Da es ein Gas ist, breitet es sich rasch in alle Richtungen aus – durch die Zellwände hindurch. Es ist so, als würden explosionsartig viele E-Mails gleichzeitig in Ihrem ganzen Körper herumgeschickt. Das regt nicht nur den Kreislauf an, sondern Stickoxid kurbelt auch die Produktion von speziellen Chemikalien in Ihrem Körper an, und zwar der so genannten Neurotransmitter. Die Neurotransmitter befördern Unmengen von Informationen zwischen dem Gehirn und dem peripheren Nervensystem und helfen so Ihrem Körper, zu funktionieren und sich besser zu fühlen.

Einer der Neurotransmitter, der sich vermehrt, wenn Sie Spaß haben, heißt Beta-Endorphin. Er wirkt ungefähr so wie Morphin, das heißt, er dämpft Schmerzen und macht Ihnen euphorische Gefühle. Dadurch hebt sich nicht nur Ihre Stimmung, sondern Sie können auch besser mit dem Alltagsstress umgehen. Ein weiterer Stoff, der durch Lust und Vergnügen angekurbelt wird, heißt Prolaktin (auch das Bindungshormon genannt). Prolaktin wird freigesetzt, wenn Sie Ihr Kind stillen, wenn Sie einen Orgasmus haben, oder auch wenn Sie mit guten Freunden zusammenkommen. Es gibt Ihnen ein Gefühl der Bindung an die Person (oder die Personen), mit denen Sie gerade zu tun haben. Prolaktin fördert die liebevollen Gefühle zwischen Müttern und ihren Kindern, Frauen und ihren Partnern und auch unter Freunden.

Was übrigens den Orgasmus und Sex angeht, ist die Existenz der Klitoris einer der klarsten Beweise dafür, dass unser Körper dafür gemacht ist, Vergnügen und Lust zu empfinden. Dieses kleine fleischige, knospenartige Organ, das mit dem tieferen Schwellgewebe im Becken verbunden ist, sitzt direkt über der Vaginalöffnung und ist teilweise von einer Hautkappe bedeckt und geschützt. Trotz seiner geringen äußeren Größe (es ist nicht größer als der Radiergummi an einem Bleistift) enthält es 8000 Nervenenden, welche die sexuelle Erregung erhöhen und letztendlich zum Orgasmus führen.

Manche Leute nehmen zwar irrtümlicherweise an, Frauen würden durch dieses Organ auch urinieren – ähnlich der Doppelfunktion des männlichen Penis –, doch das ist nicht der Fall. Stattdessen urinieren die Frauen durch ein kleines Loch, das zwischen Vagina und Klitoris liegt. Die Klitoris hat nichts mit dem Urinieren zu tun – ebenso wenig mit der Empfängnis oder der Fortpflanzung. Sie ist im Grunde das einzige Organ im menschlichen Körper, das nur dafür da ist, dass wir Lust empfinden. (Man könnte auch sagen, der fest verdrahtete Schalter, der es uns gut gehen lässt!)

Jedes Mal, wenn Sie im Bereich der Klitoris Lust empfinden, nehmen Sie gleichsam eine Dusche mit Stickoxiden, wodurch sich, wie wir gerade gesehen haben, der Gesundheitszustand Ihres ganzen Körpers radikal verbessert. Wir werden im nächsten Kapitel noch mehr über die guten Auswirkungen der Stickoxide auf Ihr Leben reden, auch darüber, wie Sie den Level dieses wundersamen Moleküls in Ihrem Körper erhöhen können. Hier sei nur gesagt, dass es einfach eine der zahlreichen Möglichkeiten ist, durch Lust und Vergnügen unsere Gesundheit in vielerlei Hinsicht zu fördern.

Wenn Sie eines meiner anderen Bücher gelesen oder

mich sprechen gehört haben, dann wissen Sie, dass ich sehr viel darüber rede, dass uns der Körper seine Weisheit mitteilen möchte. Wenn Sie darauf achten, was Ihnen Ihr Körper mit den verschiedenen körperlichen Symptomen, die Sie wahrnehmen, sagen will, dann sind Sie auch viel besser in der Lage, Ihre wahren Herzenswünsche zu verstehen und sich selbst sowohl körperlich als auch emotional gesund zu machen.

Nun, meine Damen, in Wahrheit ist es sogar auch der Orgasmus, der uns seine Weisheit mitteilen will. Der weibliche Orgasmus ist im Grunde eine Metapher, die uns zeigt, welche Funktion Lust und Vergnügen sowohl für unseren Körper als auch für unser Leben haben.

Lassen Sie mich erklären, was ich damit meine. Zunächst einmal können Sie keinen Orgasmus haben, wenn Sie angespannt oder verärgert sind. Um den Höhepunkt zu erreichen, ist nichts anderes als die totale Hingabe an die Lust gefragt. Sie müssen sich selbst völlig der Empfindung von Vergnügen hingeben, sonst klingelt die Glocke nicht. So einfach ist es nun einmal!

Dafür ist es notwendig, aus dem Kopf heraus- und in den Körper hineinzukommen. Sie können sich nicht dazu zwingen, einen Orgasmus zu haben, indem Sie ihn mit dem Kopf wollen. Wenn aber die Frontallappen im Gehirn beim Schlafen ausgeschaltet sind, ist es nicht nur möglich, sondern auch ganz normal, im Traum einen Höhepunkt zu erreichen. Das ist der Beweis, dass Ihr Körper genau weiß, wie er Lust erfahren kann! Sie müssen nur lernen, wie Sie diese 8000 Nervenenden der Klitoris (und die anderen Lust-Schaltkreise in Ihrem Körper, die mit diesen verbunden sind, wie der G-Punkt bzw. der »heilige Punkt« in der Vagina auf Höhe des Schambeins) ihre Arbeit tun lassen, damit Sie so viel Wonne erleben wie nur möglich. Es gibt keine Obergrenze für sinnliche Freuden. Sie können sogar lernen, viele Orgasmen zu erleben!

Genauso ist es auch, wenn Sie Freude in Ihrem Leben kultivieren. Wenn Sie die verjüngende Zauberkraft von Lust und Freude wirklich erleben wollen, müssen Sie sich dafür öffnen, darauf vertrauen und Ihr ganzes Dasein davon überschwemmen lassen. Die Reise beginnt damit, dass Sie bereits die Empfindung einer sanften Brise auf Ihrer Haut wahrnehmen und genießen können.

Da Frauen oft länger brauchen, bis sie sexuell erregt sind und zum Höhepunkt kommen, meinen manche, bei ihnen sei ein Fehler im System oder dass die Konstruktion nicht richtig funktioniert. Aber genau das Gegenteil ist der Fall! Was Ihnen Ihr Körper in seiner unendlichen Weisheit zu sagen versucht, ist Folgendes: Es ist in Ordnung, sich Zeit zu nehmen. Ihr Körper ist dafür gebaut, die langsame Route mit Umwegen zu nehmen und nicht die Abkürzung auf der Überholspur. Sie verdienen alle Liebe und Aufmerksamkeit, die Sie brauchen, um anzukommen. Tatsächlich liegt der Schlüssel, wie Sie mehr Lust und Freude am Orgasmus haben können, ironischerweise darin zu lernen, jede Streicheleinheit und jede Empfindung auf dem Weg zu genießen, ganz ohne an das »Ziel« Orgasmus zu denken. Sie erreichen den optimalen Höhepunkt – sowohl Ihrer Lust als auch Ihrer Gesundheit – nicht durch schnelle Lösungen, sondern indem Sie Ihre Aufmerksamkeit langfristig und anhaltend darauf richten, Ihre Lust und Ihr Vergnügen zu kultivieren. Dies gilt gleichermaßen für den Alltag wie für die Sexualität.

Warum wir uns Lust versagen

Das ist allerdings nie die Botschaft gewesen, die wir von der Gesellschaft erhalten haben. Leider hat man den meisten von uns beigebracht zu denken, dass Lust nicht das Hauptgericht, sondern so etwas wie das Dessert ist, das wir nur essen dürfen, wenn wir die Zeit, das Geld und den Raum dafür haben. Für die meisten von uns ist es nicht die Priorität im Leben, nach Lust zu streben, denn unsere freudlose Kultur versucht, uns das auszureden. Wir sagen uns, dass wir keine Zeit dafür haben und dass es andere Dinge gibt, die viel wichtiger sind. Man hat vielen von uns beigebracht, schon dann Schuldgefühle zu haben, wenn wir nur daran denken, etwas einfach zu unserem eigenen Vergnügen zu tun. Was glauben

Sie, wo der Ausdruck »guilty pleasure« herkommt (Vergnügen mit Gewissensbissen, Anm. d. Übers.)?

Unsere Kultur (oder manchmal auch unsere Familie) verteilt Bonuspunkte für Schmerzen und Leiden. Tatsächlich gibt es eine ganze Menge Leute, die versuchen, sich darin gegenseitig zu übertreffen. »Das ist ja noch gar nichts«, sagt jemand, der sich gerade eine haarsträubende Leidensgeschichte angehört hat. »Hört mal, was mir passiert ist!« Schließlich leben wir in einer Gesellschaft, in der das Motto »No pain no gain« gilt (»Ohne Schmerz kein Gewinn«, Anm. d. Übers.).

Die Gesellschaft lehrt uns, dass Blut, Schweiß und Tränen etwas sehr Wertvolles sind. Zu leiden und ein Märtyrer zu sein, ist in der religiösen Tradition heilig. Es ist jedoch nur die halbe Wahrheit. Harte Arbeit und Mühe können natürlich für jeden gut sein. Wenn Sie sich anstrengen, um alles zu erreichen, was Ihnen möglich ist, und dabei über das hinausgehen, was Sie für Ihre Grenze gehalten haben, können Sie großen Nutzen davon haben. Doch Leiden ist noch nie ein notwendiger Bestandteil dieser Gleichung gewesen. Wenn Sie es zu Ihrem Lebensstil machen oder es wie eine Ehrenmedaille mit sich herumtragen, ist es zu nichts anderem gut, als dass Sie nur noch mehr Unglück anziehen. Und es hat noch nie jemanden zu einem besseren Menschen gemacht, Märtyrer zu sein (außer vielleicht Jeanne d'Arc – und was mit ihr passiert ist, wissen wir ja).

Der Schlüssel ist Ausgewogenheit. Zu viel von irgendetwas ist niemals gut – dazu gehört auch harte Arbeit und Anstrengung. Wenn Sie zu viel arbeiten, sich selbst zu sehr ins Zeug legen und sich von allem stressen lassen, weil Sie denken, Sie müssten es tun, anstatt sich ernsthaft zu überlegen, wonach sich Ihr Herz sehnt, dann erweisen Sie sich damit einen sehr schlechten Dienst. Wenn diese Unausgewogenheit lange genug anhält, sind die Ergebnisse oft katastrophal für Ihr Wohlbefinden.

Wenn Sie sich selbst keine Lust gönnen oder sie sogar von sich wegschieben, hat das ungefähr den Effekt, als würden Sie den Atem anhalten. Zuerst fühlt es sich unbehaglich an, und dann wird es ausgesprochen unangenehm, da Ihr Körper danach schreit, was er braucht. Sie können sich gut vorstellen, was passiert, wenn Sie Ihrem Körper die Luft verweigern. Aber was Sie vielleicht nicht merken: Wenn Sie sich kein Vergnügen gönnen, tun Sie etwas, womit Sie sich in ähnlicher Weise Schaden zufügen.

Schadensbericht

So kommt der Schaden zustande: Wenn Sie ein Leben voller Stress führen und sich nicht darauf konzentrieren, regelmäßig Lust und Vergnügen zu empfinden, produziert Ihr Körper Stresshormone, welche die Durchblutung einschränken und den Stickoxidpegel abstürzen lassen. Infolgedessen sinkt auch der Pegel des Neurotransmitters Beta-Endorphin (der mit der Morphin-Wirkung). Wahrscheinlich werden Sie traurig, deprimiert und möglicherweise auch nervös oder wütend. Sie werden auch leichter reizbar. Und es kann gut sein, dass Sie nach irgendetwas greifen, das Ihnen hilft, sich besser zu fühlen.

Wonach viele Leute in dieser Situation greifen, ist ein schneller Glücklichmacher wie zum Beispiel Süßigkeiten, Alkohol, Kaffee, Zigaretten oder Drogen. Vielleicht sagen Sie sich, dass Sie doch eine Belohnung verdient haben, weil Sie so hart arbeiten oder so gestresst sind. Und da Sie sich tatsächlich erst mal besser fühlen, nachdem Sie eine Schokolade gegessen oder einen Wein getrunken haben, reden Sie sich selbst ein, dass es wirklich hilft. Was aber tatsächlich passiert, wenn Sie zu viel essen, rauchen, sich betrinken oder Drogen nehmen, um Ihre Stimmung zu heben (oder auch so etwas wie sadomasochistischen Sex praktizieren), ist Folgendes: Sie betäuben sich, damit Sie keine Ihrer unangenehmen oder gar schmerzlichen Gefühle fühlen müssen. Und je mehr Sie sich diese Schnellschüsse geben, desto mehr werden Sie im Laufe der Zeit abgestumpft.

Auf lange Sicht rächt es sich, zu derartigen »Hilfsmitteln« zu greifen, denn Ihr Körper gewöhnt sich an die stimmungsverändernde Substanz, die Sie bevorzugen. Und dann brauchen Sie mehr davon, um denselben Effekt zu erreichen. Es wird zum Teufelskreis – und das ist wirklich nicht der beste Weg zur optimalen Gesundheit! Im Gegenteil: So beginnen Süchte und Krankheiten. Wenn Sie andererseits danach streben, Vergnügen zu empfinden und es sich in Ihrem Alltag immer wieder gönnen, werden die Ergebnisse auf jeden Fall viel besser und anhaltend sein.

Sagen Sie Ja zur Lust

Wie also können wir Freude und Lust in unser Alltagsleben einladen? Indem Sie Ihr Gehirn und Ihren Körper immer wieder mit einem Bad in Stickoxiden versorgen. Und es gibt viele Möglichkeiten, dies zu tun, ohne dass man Drogen, Alkohol oder Zucker zu sich nimmt. Dazu gehört alles, was Ihnen nachhaltiges Vergnügen und Ihrem Körper strahlende Gesundheit bringt. Abgesehen davon, dass Sie Ihrem Glück immer auf der Spur bleiben sollten, stehen auf dieser Liste Bewegung, Meditation und Orgasmen. (Wenn Sie einen Orgasmus haben, wird Stickoxid explosionsartig freigesetzt, wodurch auch alle anderen Wohlfühl-Neurotransmitter nach oben schießen.)

Wenn Sie irgendeine oder jede dieser Aktivitäten regelmäßig betreiben, halten Sie damit den Pegel Ihrer Stickoxide oben. Der Trick dabei ist das Wort »regelmäßig«. Es ist so, als würden Sie regelmäßig Geld für Ihre Rente sparen.

Wenn Sie nur ab und zu etwas überweisen, wird es Ihnen nicht viel nützen, aber wenn Sie so diszipliniert sind, über die Jahre hin Ihre Beiträge regelmäßig zu zahlen, werden Sie freudig überrascht sein, um wie viel Ihr Geld gewachsen ist.

Sind Sie bereit, damit anzufangen? Da Ihr Körper dafür gebaut ist, Vergnügen zu empfinden, gibt es ganz einfache und direkte Schritte, um noch mehr davon zu bekommen:

1. **Wünschen Sie es sich!** Jegliche Schuldgefühle, die Sie vielleicht noch in Bezug auf Vergnügen und Lust haben, können Sie jetzt getrost verabschieden. Mittlerweile sehen Sie hoffentlich ein, dass Lust und Vergnügen notwendig für Ihre Gesundheit sind und keine Sünde, der man widerstehen muss.
2. **Sie wissen, dass Sie es verdienen!** Auch wenn Sie daran glauben, dass wir als Menschen darauf programmiert sind, nach Vergnügen zu suchen, müssen Sie verstehen, dass Sie es auch ganz persönlich verdienen. Vergnügen und Freude sind nicht nur für die anderen – sie sind auch für Sie! Schließlich wurden Sie mit einer Klitoris geboren. Damit ist es besiegelt.
3. **Glauben Sie daran!** Ja, Sie können lernen, tagtäglich mehr Freude und Vergnügen in Ihr Leben zu bringen. Und ja, Ihr Körper wird auf diese Freude mit optimaler Gesundheit reagieren.

4. Überwinden Sie Ihren Widerstand! Immer wenn sich Zweifel anmelden, nehmen Sie es einfach zur Kenntnis. Und dann entscheiden Sie sich trotzdem für die Lust. Vielleicht fällt es Ihnen schwer, sich neu darauf zu programmieren, dass es Ihr Geburtsrecht und kein sündiger Luxus ist, Lust und Freude zu empfinden, aber je mehr Sie es tun, desto leichter wird es. Sie werden schon bald die Ergebnisse zu spüren bekommen – ob es das Funkeln in Ihren Augen ist oder dass Ihr Schritt leicht und federnd wird.

5. Lernen Sie, Lust zu empfangen und in vollen Zügen zu genießen! Würde Ihnen jemand 100 Euro ohne jede Verpflichtung anbieten mit den Worten, dass ein unendlicher Vorrat davon für alle da sei, würden Sie dann nur ein paar Euro nehmen und fortgehen? Nun, das mag weit hergeholt klingen, aber genau das passiert, wenn Sie Ihren Wünschen nur halbherzig nachgehen – es wird Ihnen nur ein bisschen Freude bringen und ein bisschen nützen.

Die gesamte Fülle Ihrer Leidenschaft und Ihrer Freude wartet nur darauf, dass Sie kommen und Anspruch darauf erheben. Und wenn Sie es tun, wird sich Ihre Welt zum Besseren verändern, das garantiere ich Ihnen! Worauf warten Sie also noch?

Kapitel 3

Was Stickoxid mit Vergnügen zu tun hat

Damit Sie so viel Vergnügen wie möglich haben (ganz zu schweigen vom besten Sex Ihres Lebens in den Wechseljahren und danach), muss Ihre Lebensweise so sein, dass die Produktion dieses erstaunlichen Moleküls namens Stickoxid (bzw. Stickstoffmonoxid – NO) angekurbelt wird. Dieses einfache Molekül besteht aus einem Stickstoffatom und einem Sauerstoffatom. Wenn es von Autos und Kraftwerken in die Umwelt ausgestoßen wird, ist Stickoxid ein umweltschädliches, giftiges Gas. Aber lassen Sie sich davon nicht abschrecken, denn das Stickoxid, welches in Ihrem Körper produziert wird, ist äußerst wohltuend.

Stickoxid ist ein freies Radikal, und die Ärzte raten ihren Patienten normalerweise, dass sie sich dagegen schützen sollen, da die meisten freien Radikale die Zellen angreifen und Schaden anrichten. Aber genauso wie es gutes Cholesterin (HDL) und schlechtes Cholesterin (LDL) gibt, hat die medizinische Forschung entdeckt, dass es auch gute und schlechte freie Radikale gibt. Übrigens: Verwechseln Sie Stickoxid nicht mit Stickstoffoxid (oder Distickstoffoxid), das von manchen Zahnärzten als Betäubungsmittel eingesetzt wird und auch unter dem Namen Lachgas bekannt ist.

Stickoxid ist etwas Besonderes, weil es ganz einfach Ihr Energieversorgungsnetz zurücksetzt und Ihren Körper neu startet, so wie Sie Ihren Computer neu starten, damit er wieder besser funktioniert. Je mehr Stickoxid Ihr Körper regelmäßig produziert, desto gesünder und glücklicher sind Sie auf vielen Ebenen. Stickoxid ist die Mutter aller »Wohlfühl«-Moleküle, und es ist weder illegal noch unmoralisch – und macht auch noch kein bisschen dick! Genau das Gegenteil ist der Fall. Es ist vollkommen natürlich, es ist einfach (und macht Spaß), mehr davon zu produzieren, wenn Sie einmal wissen, wie es geht, und es ist das Mittel, um kerngesund zu werden und zu bleiben. Stellen Sie es sich als eine Geheimwaffe vor, die Sie einsetzen, um sich wohl zu fühlen.

Einer meiner Partner und medizinischer Berater für dieses Buch, Dr. med. Dr. phil. Ferid Murad, erhielt im Jahre 1998 gemeinsam mit anderen den Nobelpreis für Medizin für seine Forschungen, die zu der Entdeckung führten, dass Stickoxid das Signalmolekül des Körpers ist. Dies bedeutet: Wenn Ihr Körper genügend Stickoxid produziert, bleiben Ihre Zellen gesund und funktionieren gut, aber wenn der Pegel nicht hoch genug ist, beginnen die Zellen zusammenzubrechen. Und das ist der Beginn der Phase von Beschwerden, Schmerzen und chronisch degenerativen Krankheiten von der Art, die mit dem Altern in Verbindung gebracht werden, wie Diabetes, Herzkrankheiten, Krebs und Arthritis. Lassen Sie mich erklären, wie dieses Buch entstanden ist.

Dr. Murad hat ein Buch mit dem Titel *The Wellness Solution* geschrieben; die Mitverfasser waren Dr. med. Edward A. Taub, ein Pionier in Sachen Wellness, und David Oliphant, der früher als Pitcher (Werfer) bei den Baseball-Teams der New York Yankees und Los Angeles Dodgers spielte, um sich dann als Autor eines Buches über Anti-Aging einen Namen zu machen. Ihre Zusammenarbeit führte zu der verblüffenden Erkenntnis, dass Stickoxid der Funke des Lebens ist! Ich hatte in meinen früheren Büchern bereits über die Bedeutung von Stickoxid geschrieben, aber die kühne Vision dieser drei Autoren brachte mich dazu, das Ganze noch einmal in einem neuen Licht zu sehen. Es ist tatsächlich das Molekül selbst, welches das körperliche, emotionale, geistige und sexuelle Wohlbefinden bei Frauen in den Wechseljahren – und bei allen anderen Menschen – bewirkt. Ich war begeistert!

Wir diskutierten darüber, dass ich meine Erkenntnisse über Stickoxid in einem Buch verarbeiten könnte, in dem ich ausdrücklich Ratschläge gebe, wie Frauen nach der Menopause mehr Sex und Spaß haben können – und das Ganze mit wissenschaftlicher Unterstützung von Nobelpreisträgern. Seitdem arbeiten wir zusammen, und ich lasse mich von ihnen in diesem speziellen Fachgebiet beraten.

Was ist Stickoxid und wie entwickelt es seine Wunderwirkung?

Stickoxid ist ein unsichtbares, geruchloses Gas, welches Ihr Körper meist an der Innenwand der Blutgefäße produziert, im Endothel, einer extrem dünnen, aber wichtigen Schicht. In anderen Bereichen Ihres Körpers wird ebenfalls Stickoxid produziert, darunter in den Lungenzellen, den weißen Blutkörperchen und den Neuronen (den Nervenzellen im Gehirn).

Wenn Stickoxid produziert wird, bewirkt es, dass sich die glatten Muskeln Ihrer Blutgefäße entspannen. (Sie haben sich nicht verlesen: Sogar Ihre Blutgefäße haben Muskeln!) Wenn diese Muskeln entspannt sind, öffnen sich Ihre Blutgefäße bzw. sie erweitern sich und lassen dadurch mehr lebenswichtigen Sauerstoff sowie andere Nährstoffe zu Ihrem Herzen, zum Gehirn und zu allen anderen Organen gelangen. Mit genügend Stickoxid verbessert sich der Kreislauf in Ihrem gesamten Körper. Der Effekt ist so, als würde man auf einer Hauptverkehrsstraße während der Stoßzeit ein paar Extraspuren öffnen, damit es nicht zu dem üblichen Stau kommt. Alles läuft rascher und reibungsloser ab – mit dem Ergebnis, dass alle viel glücklicher sind.

Die Wirkung mancher Arzneimittel beruht ebenfalls auf Stickoxid. So wird zum Beispiel mit Hilfe des verschreibungspflichtigen Mittels Nitroglycerin (Glyceroltrinitrat)

Stickoxid freigesetzt, um die Durchblutung zum Herzen anzuregen und dadurch die Brustschmerzen von Patienten mit Angina Pectoris zu lindern. Nach demselben Prinzip wirken auch Mittel wie Viagra, mit deren Hilfe Männer eine Erektion bekommen und auch halten können. Diese Art von Arzneimitteln setzen Stickoxid aus den Nervenzellen in den Blutgefäßen des Penis frei. Dadurch entspannen sich die Blutgefäße und lassen mehr Blut durchfließen, und das verbessert die Erektion. Doch glücklicherweise kann Stickoxid noch viel mehr als Brustschmerzen lindern und Erektionen bewirken, und da es der Körper auf natürliche Weise produziert, brauchen Sie es nicht als Arznei einzunehmen, um davon zu profitieren.

Man kann sich vorstellen, dass erweiterte Blutgefäße und ein angeregter Kreislauf auch gut gegen Bluthochdruck sind, und das stimmt. Aber das ist noch nicht alles. Wir wissen heute, dass alle Krankheiten, darunter auch die großen Killer wie Herzerkrankungen, Schlaganfall, Krebs und Diabetes, etwas mit einer zellulären Entzündungsreaktion zu tun haben, welche den Blutfluss einschränkt, weil der Stickoxidlevel sinkt. Demgegenüber hilft alles, was Ihre Blutgefäße weich und elastisch macht und sie offen hält, gegen eine solche zelluläre Entzündungsreaktion und verhindert dadurch die diversen damit verbundenen chronisch-degenerativen Krankheiten. Das Endergebnis ist ein gesunder, jugendlicher Körper. Das ist schon ziemlich beeindruckend.

Aber es ist noch nicht alles! Da Stickoxid ein Gas ist, kann es direkt durch Ihre Zellmembranen dringen, ohne sich von den Zellwänden zurückhalten zu lassen. Das ist wichtig, weil das Stickoxid, das in den Neuronen Ihres Gehirns produziert wird, tatsächlich als Neurotransmitter einer besonderen Art wirkt, der ganz leicht und sofort Botschaften von einem Teil Ihres Gehirns zu einem anderen schickt. Dazu gehören die »denkenden« Bereiche des Gehirns (diejenigen, welche für bewusste Gedanken zuständig sind, wie zum Beispiel die Entscheidung, etwas in die Hand zu nehmen oder durch das Zimmer zu gehen) und ebenso die »nicht denkenden« Bereiche (diejenigen, welche das autonome Nervensystem regulieren, das den Herzschlag, den Blutdruck, die Atmung und alles andere steuert, ohne dass man darüber nachdenken muss).

Das ist ziemlich wichtig (ich werde etwas später in diesem Kapitel darauf zurückkommen), da Ihr bewusst »denkendes« Gehirn ständig im Kontakt mit den »nicht denkenden« Teilen des Gehirns ist, welche Ihre Körperfunktionen steuern. Es ist nur so, dass Ihnen der starke Einfluss nicht bewusst ist, den der bewusste Teil Ihres Gehirns (und die Gedanken) auf die nicht denkenden Teile des Gehirns hat, die für Ihre Gesundheit zuständig sind. Und nun ist ausgerechnet Stickoxid das Molekül, welches diese Verbindung herstellt, und zwar auf der Stelle! Wenn Sie den Gedanken haben: *Ich bin absolut fähig und bereit, die Dinge in meinem*

Leben zum Besseren zu wenden., schickt diese starke und gesunde Empfindung spontan mehr Stickoxid in jedes Organ Ihres Körpers.

Stickoxid schickt nicht nur Botschaften in jeden Teil Ihres Körpers, damit Sie angefangen von Herz und Lunge bis in die Knochen und Muskeln kerngesund bleiben, sondern es sendet auch Signale, die Ihren Körper durch das Lösen von Problemen gesund erhalten. Es kann zum Beispiel Ihren weißen Blutkörperchen signalisieren, dass sie Infektionen bekämpfen und Tumore töten sollen; es kann die Reparatur von beschädigtem Gewebe in Gang setzen und sogar die Klebrigkeit von Blutgerinnseln reduzieren, die schlimmstenfalls zu einem Herzinfarkt oder Schlaganfall führen können. Und nicht nur das: Stickoxid schickt außerdem Botschaften aus allen Teilen Ihres Körpers zurück ins Gehirn, damit Ihr Gehirn weiß, dass seine ursprünglichen Botschaften empfangen und entsprechend umgesetzt worden sind.

Es gibt im Gehirn außer Stickoxid natürlich noch weitere Neurotransmitter, die in alle Körperteile wandern, doch Stickoxid hat einen besonderen Vorteil: Da es ein Gas ist, breiten sich die Stickoxidmoleküle sehr schnell gleichzeitig in alle Richtungen aus, anstatt nur die Neuronen in ihrer unmittelbaren Nähe zu beeinflussen, wenn sie die Informationen weitergeben. Mit anderen Worten: Stickoxid schickt die Botschaften über Gesundheit und Wohlbefinden fast unmittelbar durch Ihr ganzes Gehirn und Ihren ganzen Körper. Der Unterschied ist ungefähr so: Wenn Sie zu einer riesigen Menschenmenge sprechen wollen, setzen Sie entweder eine moderne Lautsprecheranlage ein, damit auch die Leute in den letzten Reihen Sie hören können, oder Sie spielen mit ihnen »Stille Post« und hoffen, dass jede Person die Botschaft klar und deutlich wiederholt, ohne dass sie unterwegs entstellt wird. Es ist nicht schwer zu erraten, welche Methode Sie vorziehen werden, wenn Sie eine wichtige Botschaft zu vermitteln haben, nicht wahr?

Sogar ganz am Anfang des Lebens vollbringt Stickoxid schon seine Wunderwirkungen. An der Universität Stanford wurden Untersuchungen an Seeigeln durchgeführt, welche zeigten, dass in dem Moment, in dem sich das Sperma mit dem Ei vereint, Stickoxid hergestellt und zuerst im Spermium und dann im Ei freigesetzt wird. Ausgelöst durch diesen Stickoxidausstoß, wird sodann das lebenswichtige Kalzium freigesetzt, welches das frisch befruchtete Ei braucht, um den Prozess der Zellteilung in Gang zu setzen und zu einem Embryo zu werden. Die Forscher glauben, dass dieser Prozess bei Menschen wahrscheinlich ganz ähnlich abläuft.

Die neuesten Erkenntnisse weisen außerdem darauf hin, dass man bei einer Frühgeburt das Leben des Babys retten kann, indem man seine Lunge mit Stickoxid versorgt. (Interessanterweise kommt übrigens das weiße Licht, von welchem so viele Menschen nach Nahtoderfahrungen berichten, wohl ebenfalls durch eine Explosion von Stickoxid. Deshalb glaube ich, dass dieselbe Energie, die uns in unseren Körper eintreten lässt, auch da ist, wenn wir ihn wieder verlassen. Dieser Gedanke kann uns wirklich helfen, dem Leben zu vertrauen.)

Stickoxid ist also im wahrsten Sinne des Wortes der Lebensfunke – das heißt, es ist die körperliche Entsprechung der Lebensenergie, des Chi oder Prana. Es atmet das Leben zuerst in uns hinein und sagt dann im Laufe unseres ganzen Lebens den Zellen, ob sie leben oder sterben sollen, ob sie blühen oder verwesen sollen. Wenn wir lernen können, auf natürliche Weise und regelmäßig unseren Stickoxid-Level zu erhöhen, können wir uns tatsächlich an jedem Tag unseres Lebens kerngesund fühlen. Wer würde das nicht wollen?! Ich will es auf jeden Fall!

Wie wir genügend Stickoxid bekommen

Wie können wir nun mehr von diesem Wundermolekül bekommen und es auf einem hohen Level halten? Das ist eine sehr wichtige Frage, da es eine Tatsache ist, dass in den USA die meisten Menschen nicht genügend Stickoxid in ihrem Körper haben, besonders wenn sie älter werden. Durch Faktoren wie Übergewicht, ungesunde Ernährung, Rauchen und übermäßigen Stress verringert sich unser Stickoxidpegel. Und dadurch werden wir wiederum anfälliger für Krankheiten und einen schlechten Gesundheitszustand.

Doch es gibt auch eine gute Nachricht: Ganz gleich, wie niedrig Ihr Stickoxidpegel im Moment ist, Sie können etwas tun, um ihn kräftig anzukurbeln. Der erste Schritt besteht darin, gesünder zu leben: Dazu gehört, dass Sie sich für aufmunternde Gedanken entscheiden und Positives über sich selbst erzählen, zum Beispiel: »Jeder Tag ist voller Gelegenheiten, sich zu freuen.« Das ist genau das Gegenteil von der Rolle des Opfers. Es ist ganz wesentlich, dass wir mit all unseren Emotionen in Verbindung sind und lernen, sie auf gesunde Weise auszudrücken – dazu gehören auch Trauer, Angst und Wut. Wenn Sie also wütend sind, fühlen Sie die Wut und drücken Sie sie aus (ohne sich selbst oder andere zu gefährden). Nehmen Sie sich dann einen Moment Zeit, um herauszufinden, warum Sie sich so fühlen, und dann können Sie aktiv etwas tun, um Ihre eigene Reaktion auf die Situation zu ändern. Zusätzlich können Sie auch aktive Schritte unternehmen, um die Situation – soweit dies möglich ist – zu ändern.

Eine solche selbstbewusste Haltung ist bereits der erste Schritt, der Ihr Leben automatisch von Grund auf verändern wird. Das bedeutet, dass Sie sich gut und gesund ernähren, ein gesundes Gewicht haben und halten, Nahrungsergänzungsmittel mit einem hohen Gehalt an Antioxidanzien einnehmen, nicht (mehr) rauchen, genug schlafen, weniger

Stress und mehr Spaß im Leben haben. Ich werde in den folgenden Kapiteln auf jeden dieser Bereiche genauer eingehen, aber an dieser Stelle reicht es aus, dass Sie wissen, dass Sie die Verantwortung für Ihren Gesundheitszustand übernehmen und ihn beeinflussen können, ganz egal, wo Sie im Moment stehen. Fassen Sie sich also ein Herz!

Je nachdem, wie es um Ihre Gesundheit gerade bestellt ist, müssen Sie vielleicht mit einem Arzt zusammenarbeiten, um bestimmte Werte wie Cholesterin, Lipidwerte, Blutdruck und Zucker zu kontrollieren, die alle zu einem niedrigen Stickoxidpegel in Ihrem Körper beitragen können. Falls diese Werte zu hoch sein sollten, beachten Sie bitte, dass es viele natürliche Alternativen zu den Medikamenten gibt, welche die meisten Ärzte verschreiben, aber manchmal ist es unumgänglich, sie zu nehmen.

Um Ihren Stickoxidpegel auf natürliche Weise zu erhöhen, müssen Sie wirklich entschlossen sein, Ihr Leben zu verändern. Sie können Stickoxid nicht horten wie Geld auf der Bank und sich immer dann, wenn Sie es brauchen, etwas holen. Die Lebenszeit dieses unglaublichen Moleküls beträgt nur ein paar Sekunden! Es wird produziert, wenn es gebraucht wird, und zwar auf der Stelle – vorausgesetzt, die Bedingungen stimmen. Um also Ihren optimalen Gesundheitszustand zu erreichen und zu erhalten, müssen Sie dafür sorgen, dass Ihr Körper immer regelmäßig Stickoxid bekommt. Es ist eine erneuerbare Ressource, da Ihr Körper immer in der Lage ist, es im Überfluss herzustellen – doch das geschieht nicht automatisch. Sie müssen lernen, es richtig zu kultivieren. Und vergessen Sie nicht: Da die optimale Stickoxidproduktion zum großen Teil davon abhängt, wie sehr Sie darauf achten, mehr Freude und Lust in Ihr Leben zu bringen, ist die Idee doch gar nicht so entmutigend, wie Sie vielleicht sonst denken würden.

Stickoxid und die Verbindung zwischen Körper und Geist

Für die Vermehrung des Stickoxids in Ihrem Körper ist es wichtig, dass Sie weniger Stress haben, denn wenn Sie sich ärgern, verletzt, enttäuscht, ängstlich oder besorgt sind, geht der Stickoxidpegel direkt nach unten. Die Forschung vermutet sogar, dass es ein Teufelskreis ist, in dem ein zu niedriger Stickoxidgehalt wiederum negative Emotionen auslöst. Deshalb ist es für unsere Gesundheit so wesentlich, dass wir lernen, aus dieser Abwärtsspirale auszusteigen.

Auch umgekehrt gilt: Wenn Sie mehr Freude und Vergnügen haben, was damit anfängt, dass Sie angenehme und positive Gedanken haben, erhöht sich der Stickoxidgehalt in Ihrem ganzen Körper. Es hat sich gezeigt, dass Yoga, Massage, Akupunktur, beruhigende Musik und Lachen (insbesondere, wenn Sie aus vollem Herzen lachen) alle die Stickoxidproduktion anregen – und natürlich erst recht Sex und Orgasmen.

Und ein ausreichender Stickoxidgehalt im Körper scheint wiederum positive Emotionen anzukurbeln, dazu gehört nicht nur Freude, sondern auch Flexibilität, Durchhaltevermögen und Hoffnung. Also vermehrt die Freude das Stickoxid, und das Stickoxid vermehrt die Freude. Das ist die Aufwärtsspirale, die Sie anstreben sollten!

Der Grund dafür, dass Stickoxid wie eine Brücke zwischen Körper und Geist wirkt, ist seine einzigartige Fähigkeit, die normalerweise getrennten Teile des Gehirns zu verbinden, wie ich es in diesem Kapitel bereits erwähnt habe. Wenn der »denkende« Teil Ihres Gehirns in einer positiven Stimmung ist (weil Sie gerade Vergnügen empfinden oder ganz einfach an etwas Schönes denken), kann der denkende Teil schnell und direkt positive Signale an den »nicht denkenden« Teil Ihres Gehirns schicken. Daraufhin strahlt der »nicht denkende« Teil des Gehirns (der Funktionen wie den Herzschlag und die Atmung steuert) Signale aus, die den Stress im ganzen Körper reduzieren. Das Stickoxid sendet außerdem lebensbejahende Signale in den unbewussten Teil Ihres Gehirns, wo sich die Instinkte befinden.

Ein gutes Beispiel dafür, wie das Ganze funktioniert, ist der berühmte Placebo-Effekt – die Selbstheilung, welche stattfindet, wenn Sie glauben, dass ein Mittel, das Sie einnehmen, oder eine Behandlung, die Sie bekommen, tatsächlich wirksam ist, obwohl sie eigentlich völlig unwirksam ist (wie zum Beispiel ein Zuckerkügelchen oder eine Kochsalzinjektion). Der Placebo-Effekt ist nicht selten: Forscher berichten, dass er in mindestens einem Drittel, manche sagen sogar in drei Viertel aller Fälle eintritt.

Dr. med. Herbert Benson, ein Pionier der psychosomatischen Medizin an der Universität Harvard, glaubt, dass Stickoxid der Schlüssel ist, warum der Placebo-Effekt funktioniert. Die positiven und hoffnungsvollen Gefühle der Patienten, wenn sie ein Mittel nehmen, von dem sie glauben, dass es ihnen hilft, regen die Stickoxidproduktion im Körper an, und der erhöhte Stickoxidpegel hat wiederum eine positive Auswirkung auf die Gesundheit, obwohl das Mittel gar keine Wirkstoffe enthält.

Bensons Untersuchungen mit Stickoxid gehen sogar noch weiter: Er vermutet, dass ein höherer Stickoxidgehalt im Gehirn Sehnsüchte auslösen kann, die uns zu tiefen spirituellen Erfahrungen verhelfen.

Im Großen und Ganzen betrachtet lässt sich also Folgendes sagen: Ein ausreichender Stickoxidlevel stärkt nicht nur unsere körperliche Gesundheit, sondern auch unsere geistige und seelische Gesundheit.

Mit anderen Worten: Wenn Sie gut für Ihren Körper sorgen und sich völlig dafür öffnen, es sich gut gehen zu lassen und Freude zu haben (und so die Stickoxidproduktion anregen), geschieht Folgendes:

- Es unterstützt den Heilungsprozess, erhöht die Abwehrkraft, verhindert chronisch degenerative Krankheiten, und dadurch bleiben Sie, wenn Sie älter werden, körperlich fit und gesund.
- Es verbessert nicht nur Ihre Stimmung, sondern auch Ihre Einstellung zum Leben; es gibt Ihnen neue Hoffnung und stärkt Ihre Entschlossenheit, Ihre Gesundheit und Ihr Leben selbst in die Hand zu nehmen.
- Es ist Nahrung für Ihre Seele, bekräftigt das Gefühl, Teil von etwas zu sein, das größer ist als Sie, und unterstützt Sie möglicherweise darin, tiefe spirituelle Erfahrungen zu machen.

Sind Sie bereit, damit anzufangen? Dachte ich es mir doch!

Kapitel 4

Wie erreichen wir den hohen Stickoxidpegel, der uns gesund hält?

Um Ihren Stickoxidpegel zu erhöhen, sind die folgenden sechs Schritte nötig, die Körper, Geist und Seele einbeziehen:

1. Schließen Sie sich, wo immer es möglich ist, nur positiven Menschen an.
2. Ernähren Sie sich gesund, treiben Sie Sport und achten Sie auf Ihr Gewicht.
3. Seien Sie stolz auf sich!
4. Schauen Sie nach vorne – nicht zurück!
5. Erkennen Sie, dass Sie sind, was Sie glauben.
6. Machen Sie sich klar, dass Sex und Gesundheit Hand in Hand gehen.

Vielleicht haben Sie manche dieser Schritte bereits realisiert, andere noch nicht einmal in Betracht gezogen. Egal, an welchem Punkt Sie gerade stehen: Es ist wichtig, den nächsten Schritt zu tun. So etwas können Sie nicht an einem Wochenende durchpeitschen. Auch sollten Sie von sich selbst keine Perfektion erwarten. Wie so viele andere Dinge im Leben sind diese Schritte ein Prozess. Rechnen Sie damit, Fortschritte zu machen und ab und zu Rückschläge zu erleben – das ist ganz natürlich. Machen Sie sich deshalb nicht fertig. Das Geheimnis des Erfolges besteht darin, das Ziel nicht aus den Augen zu verlieren, und jeden Schritt des Weges voll und ganz zu genießen.

1. Schließen Sie sich, wo immer es möglich ist, nur positiven Menschen an

Einer der wichtigsten und direktesten Wege zur Steigerung des Stickoxidpegels ist es, die eigene Denkweise zu ändern. Gedanken sind mehr als Worte, die einem durch den Kopf ziehen. Sie sind im wahrsten Sinne des Wortes die Kraft, welche Ihre Realität erschafft und damit auch Ihre Gesundheit. Positive, optimistische Gedanken bewirken, dass der Stickoxidlevel steigt und dass Sie gesünder sind. Und umgekehrt gilt: Stress, Enttäuschungen, Angst und Wut lassen den Stickoxidpegel sinken und öffnen den Weg für Krankheiten. Aus übertriebenem Stress ist noch nie etwas Gutes entstanden.

Eine der besten Methoden, um in einem gesunden und heilsamen Gemütszustand zu bleiben, ist es, sich mit Gleichgesinnten zusammenzutun, die Ihren Entschluss bestärken. Jeder kennt die Redensart: »Gleich und Gleich gesellt sich gern.« Es stimmt! Haben Sie es nicht schon selbst erlebt, dass es Ihnen gleich besser geht, wenn Sie mit fröhlichen, gut gelaunten Menschen zusammen sind? Optimismus und Freude sind ansteckend! Sie fühlen sich sofort leichter, glücklicher und optimistischer, selbst wenn Sie morgens noch dachten: »Das ist nicht mein Tag!«

Und auch das Gegenteil stimmt. Verbringen Sie eine Weile mit einem Menschen, der unzufrieden ist, der sich offenbar ständig über irgendetwas beschwert und immer das Schlimmste befürchtet, und schon haben Sie selbst das Gefühl, dass sich dunkle Wolken über Ihrem Kopf zusammenbrauen. Sie fühlen sich erschöpft und mutlos. Vergessen Sie nicht: Gleiches zieht Gleiches an. Sie können es sich also selbst aussuchen, mit welcher Art von Menschen und Situationen Sie sich umgeben wollen.

Damit meine ich nicht, dass Sie niemals traurig oder wütend werden sollen. Es ist nicht nötig, solche normalen und menschlichen Gefühle mit einem aufgesetzten Lächeln zu unterdrücken – und es funktioniert auch nicht. Ich will damit auch nicht sagen, dass Sie wie eine zuckersüße Puppe werden sollen, die alles Negative völlig verleugnet. Auch das ist nicht gut für Ihre Gesundheit!

Was ich vorschlage, ist Folgendes: Bleiben Sie nicht in negativen Emotionen stecken! (Niemand bleibt tagelang in seinem schmutzigen Badewasser sitzen!) Lassen Sie stattdessen alle Gefühle zu, erleben Sie sie intensiv und lassen Sie sie durch Ihren ganzen Körper fließen – wie eine Welle, von der Sie sich am Strand überspülen lassen, bevor sie wieder ins Meer zurückkehrt.

Wir alle müssen uns mit Schmerz und Enttäuschungen auseinandersetzen. So ist das Leben. Doch was für manche eine Katastrophe ist, macht anderen fast nichts aus. Ihre Fähigkeit, ein glückliches und gesundes Leben zu führen, hängt mehr von Ihrer Wahrnehmung als von den realen Ereignissen ab. Wenn Sie zum Beispiel ein »Problem« als eine Herausforderung und Gelegenheit zum Wachsen sehen können, ist es eine wesentlich gesündere Sichtweise.

Mit einfachen Worten: Ihre Power, ein glückliches, erfülltes und strahlend gesundes Leben zu führen, hängt davon ab, wie entschlossen Sie sind, Ihre Aufmerksamkeit auf Gedanken, Menschen, Orte und Erfahrungen zu richten, die positiv und erfreulich sind. Mein Motto ist: »Wenn es keinen Spaß macht, lass es bleiben!«

Ich will Ihnen ein gutes Beispiel geben: Sagen Sie sich: »*Ich bin eine Frau, die richtig sexy ist, und die Männer (oder Frauen) finden mich begehrenswert.*« Und wenn Sie sich glauben – selbst wenn es nur für einen kurzen Moment ist –, dann passiert Folgendes in Ihrem Körper:

- An der Innenwand Ihrer Blutgefäße wird Stickoxid freigesetzt, die Gefäße erweitern sich, was den Kreislauf anregt, und die Zellen Ihres Körpers werden schneller mit Sauerstoff versorgt.

- Der gesamte Kreislauf wird verbessert, auch die Blutversorgung zu den Genitalien und Brüsten, wodurch Ihre sexuellen Empfindungen intensiver werden.
- Es werden vermehrt »Wohlfühl-Stoffe« wie Serotonin und Beta-Endorphin ausgeschüttet.
- Der »nicht denkende« Teil Ihres Gehirns empfängt das Signal, dass alles in Ordnung ist, und schickt diese Botschaft an den ganzen Körper weiter. Sie entspannen sich und fühlen sich wohler, und Ihre Körperfunktionen wie der Herzrhythmus und die Gewebeerneuerung werden optimiert.
- Da Sie sich attraktiver und begehrenswerter fühlen, gehen Sie aufrechter, und die Art, wie Sie sprechen, ist positiver – was Sie noch attraktiver und begehrenswerter macht.
- Sie werden wie ein Magnet für andere, die sich ebenfalls attraktiv und begehrenswert fühlen, und Sie ziehen Erfahrungen an, die bestätigen, dass Sie tatsächlich attraktiv, sexy und begehrenswert für das Universum sind. Andere nehmen Sie wahr und lächeln Sie an. Sie machen Ihnen Platz, anstatt Ihnen im Weg zu stehen; sie spüren Ihre Lebendigkeit und Ausstrahlung und wollen möglichst in Ihrer Nähe sein.

Wenn Sie dagegen immer wieder über sich denken: *Ich bin alt, unattraktiv und aus dem Spiel. Für mich interessiert sich ja doch keiner mehr*, werden Sie ganz andere Erfahrungen machen. Dann passiert Folgendes:

- Ihr Stickoxidpegel wird schlagartig fallen, und die Stresshormone (wie Cortisol und Adrenalin) steigen an. Die Folgen sind eine erhöhte Entzündungsanfälligkeit der Zellen, was schließlich das Risiko degenerativer Erkrankungen erhöht.
- Ein höherer Cortisolwert wirkt sich negativ auf die Blutzucker- und Insulinwerte aus und bewirkt Müdigkeit und Gewichtszunahme. Ihr »nicht denkendes« Gehirn nimmt Ihre negativen Schwingungen auf und sendet Signale an den restlichen Körper, welche Trägheit und eine schlechtere Durchblutung im ganzen System auslösen. Vieles funktioniert nicht mehr so gut, und das Immunsystem versagt.
- Ihr Blick wird trübe, und Ihre Schritte werden schwer. Die Leute schauen eher an Ihnen vorbei, nicht aus Unhöflichkeit, sondern weil Sie ihre Aufmerksamkeit nicht anziehen. Sie senden die Botschaft aus: »Schaut mich alte Schachtel bloß nicht an!« Und genau das erleben Sie dann auch.

Welche Erfahrung hätten Sie nun lieber? Tatsache ist, dass Sie, wenn Sie Gutes erwarten, oft auch Gutes bekommen. Alle Menschen, denen Sie begegnen, und alle Erfahrungen, die Sie machen, sind ein Spiegel Ihrer inneren Überzeugungen. Wenn es Ihnen also nicht gefällt, was Ihnen das Leben zu bieten hat, müssen Sie Ihre Art zu denken umprogrammieren. Versuchen Sie es wenigstens! Es wird Ihnen bestimmt nicht schaden, und Sie werden bald sehen, wie es wirkt.

Ich habe das in meinem Leben häufig selber erlebt. Vor fünf Jahren hätte ich Ihnen noch erzählt, dass keine guten Männer mehr übrig sind, weil sie alle mit Frauen verheiratet sind, die 20 Jahre jünger sind als sie. Wenn ich dann einmal einem Mann begegnet bin, sah ich seine Fehler wie durch ein Vergrößerungsglas. Damals war mir allerdings nicht klar, dass alle Fehler, die ich bei anderen bemerkte, in Wirklichkeit die verzerrten Reflexionen der Schwächen waren, die ich bei mir selber sah bzw. nicht sehen wollte.

Heute hat sich mein Blickwinkel geändert – angefangen damit, wie ich mich selber sehe und wie begehrenswert ich mich selber finde. Jetzt kann ich neben einem Mann sitzen und immer mindestens zwei Dinge sehen, die ich an ihm gut finde. Und das Beste daran ist: Männer in jedem Alter sehen auch an mir mehr, was sie gut finden! Das wäre nicht möglich gewesen, wenn ich nicht mein Herz für mich selbst geöffnet hätte und wenn ich mir nicht die Zeit genommen hätte, mein Denken in eine positivere Bahn zu lenken. Meine neuen Gedanken und meine veränderte Einstellung haben den Weg dorthin gepflastert – und zwar mit purem Gold! Das können Sie auch!

2. Ernähren Sie sich gesund, treiben Sie Sport und achten Sie auf Ihr Gewicht

Um Ihren Stickoxidlevel zu verbessern, ist es notwendig, dass Sie sich gut ernähren, ein gesundes Gewicht halten, Sport treiben und die richtigen Nahrungsergänzungsmittel nehmen. Wenn Ihnen das in der Vergangenheit schwer gefallen ist, fassen Sie sich jetzt ein Herz! Gesund zu leben, muss keine Quälerei sein, glauben Sie mir! Wenn es Ihr Ziel ist, mehr Freude und Vergnügen im Leben zu haben, und nicht wie ein Gesundheitsapostel aufzutreten, der Disziplin predigt, dann können Sie ganz andere Erfahrungen machen. Dann finden Sie auch gesunde Lebensmittel, die Ihnen schmecken, und Sportarten, die Ihnen Spaß machen. Wenn Sie die ersten Resultate sehen, wird sich Ihr Selbstwertgefühl verbessern, Ihr sexuelles Verlangen wird stärker, und Sie werden motiviert sein, weiterzumachen. Und Sie werden auch länger leben. Übergewicht ist die zweithäufigste vermeidbare Todesursache in den USA (gleich nach dem Rauchen). Eine in Großbritannien im Jahre 2008 veröffentlichte Studie mit mehr als 20000 Teilnehmern berichtet, dass sich durch einen gesunden Lebensstil die Lebenserwartung um etwa 14 Jahre erhöht.

Wenn Sie stark übergewichtig sind, kommt es Ihnen vielleicht wie eine Schlacht vor, die Sie nicht gewinnen können. Lassen Sie sich nicht entmutigen! Schon wenn Sie nur 5 bis 10 Prozent Ihres überschüssigen Gewichts verlieren, gehen Entzündungen zurück, und Sie sind gesünder. Vergessen Sie nicht, es geht darum, dass Sie sich selbst »gesund lieben«, und irgendwo müssen Sie anfangen. Seien Sie nicht zu streng mit sich. Behalten Sie Ihren Sinn für Humor, und wenn Ihnen mal ein Fehltritt unterläuft, kommen Sie einfach wieder auf den Weg zurück. Machen Sie sich nicht fertig und bestrafen Sie sich nicht für Fehler – das ist kontraproduktiv (und senkt Ihren Stickoxidpegel).

Achten Sie darauf, sich nur gesunde, realistische Ziele zu setzen. Messen Sie sich nicht an einem unmöglichen (und daher ungesunden) gesellschaftlichen Standard. Sie sind nicht dazu da, um irgendeine kulturelle Norm zu erfüllen. Sie wollen nur so gesund werden, wie es für Sie möglich ist. Geben Sie einfach Ihr Bestes!

Was soll ich essen?

Um es gleich klarzumachen: Ich möchte hier auf keinen Fall irgendeine Diät empfehlen. Schon das Wort Diät ist abschreckend. Ich möchte Ihnen vorschlagen, dass Sie sich für ein gesünderes Leben entscheiden, in dem Sie sich durch die Erhöhung Ihres Stickoxidpegels wohler fühlen. Ich möchte, dass Sie sich mit dem Essen, das Sie sich aussuchen, lebendig fühlen und dass es Ihnen schmeckt. Sie werden mit der Zeit herausfinden, dass das Essen, das Sie am liebsten mögen, auch das Essen ist, das Ihnen guttut.

Meiner Meinung nach ist die mediterrane Küche am besten und am vernünftigsten. In Frankreich, Spanien, Italien, Griechenland und Portugal ist auch der Anteil der Herz-Kreislauferkrankungen wesentlich niedriger als zum Beispiel in den USA. In all diesen Ländern wird das Essen mit großem Vergnügen zelebriert! Eine gute Kost besteht hauptsächlich aus Fisch, Vollkorngetreide, frischem Obst und Gemüse, Hülsenfrüchten, Nüssen und Olivenöl. Es bedeutet auch möglichst wenig Zucker, Koffein, Junkfood und industriell hergestellte Nahrung.

Sie können damit anfangen, jeden Tag fünf Portionen (ca. 150 Gramm pro Portion) Früchte und Gemüse zu essen. Frisches Obst und Gemüse ist immer besser als das aus Dosen oder tiefgefrorenes, weil verarbeitete Lebensmittel meist Zusatzstoffe wie Zucker, Salz, Konservierungsstoffe, Farbstoffe und vieles andere enthalten. Lernen Sie, die Liste der Inhaltsstoffe auf dem Etikett zu lesen und zu interpretieren, um die gesündeste Wahl zu treffen.

Es ist auch nicht alles Gemüse gleich zu bewerten. Reduzieren Sie alles, was viel Stärke enthält, wie Mais und Kartoffeln. Außerdem sollten Sie weißen Reis und alles, was aus Weißmehl hergestellt ist, weitgehend weglassen (z.B. Weißbrot, Kuchen, Gebäck, Cracker, Kekse). Diese Lebensmittel enthalten zu viele Kohlenhydrate von der Art, die den Blutzucker und damit auch den Insulinspiegel zu schnell und zu stark erhöhen. Hohe Blutzucker- und somit Insulinwerte vermindern nicht nur den Stickoxidpegel, sondern bewirken auch, dass der Körper Fett speichert. Sie müssen nicht ganz auf diese hochglykämischen Kohlenhydrate verzichten, aber Sie sollten nur wenig davon essen. Und wenn Sie sie essen, dann wählen Sie die gesünderen. Eine Pellkartoffel ist zum Beispiel gesünder als Pommes frites. Hafer, Quinoa, Dinkel und Hirse sind die besten Getreidearten. Etwa jede vierte Frau verträgt kein Gluten (besonders wenn sie über 50 ist) und hat eine viel bessere Verdauung, wenn sie Weizenprodukte vermeidet.

Seien Sie nicht sparsam mit fettarmem Protein – es ist wichtig für eine gesunde Ernährung. Wenn Sie genug Proteine bekommen, werden Sie nicht so gierig auf Kohlenhydrate, und es bildet sich mehr Glucagon, das im Stoffwechsel die Fettverbrennung aktiviert. Also achten Sie darauf, dass jede Mahlzeit und jeder Snack zwischendurch proteinreich ist.

Viele Studien empfehlen pflanzliche Proteine (zum Beispiel enthalten Bohnen und Linsen Proteine), weil sie gesünder sind als tierisches Eiweiß wie rotes Fleisch. Doch ich habe die Erfahrung gemacht, dass sich viele Menschen mit rotem Fleisch oder anderen tierischen Proteinen einfach am besten fühlen. Ich selbst gehöre auch dazu. Die gesündeste Quelle für tierisches Eiweiß ist Fisch (insbesondere Makrele, Hering, Lachs, Forelle, Sardinen aus der Dose und Heilbutt), weil diese Kaltwasserfische viele Omega-3-Fettsäuren enthalten, die gut für das Herz sind. Fisch sollte mindestens zwei bis drei Mal pro Woche auf den Tisch kommen. Huhn oder Truthahn aus dem Bioladen sind ebenfalls eine sehr gesunde Proteinquelle für alle, die keinen Fisch mögen. Mageres Rind- oder Schweinefleisch kommt als Nächstes. Wild oder Büffel ist auch von Natur aus mager und gesund. Außerdem sind Bio-Eier und Bio-Milchprodukte eine gute Proteinquelle (Rohmilchprodukte sind am gesündesten und auch am leichtesten zu verdauen, weil die Pasteurisierung wichtige Enzyme zerstört.)

Am allerwichtigsten ist es, Süßigkeiten, Junkfood und die meisten industriell hergestellten Nahrungsmittel ganz wegzulassen. Das hat mehrere Gründe: Zunächst einmal enthalten industriell verarbeitete Lebensmittel oft die sehr ungesunden Transfettsäuren (häufig enthalten in Keksen, Chips und anderen Snacks wie auch in Margarine und Backfetten). Diese erhöhen die Gefahr von zellulären Entzündungsreaktionen und reduzieren den Stickoxidpegel. Raffinierte Kohlenhydrate zu essen (der weiße Zucker in Süßigkeiten, Snacks und Backwaren), ist auch sehr ungesund, weil es den Blutzucker zuerst nach oben jagt, wodurch eine starke Insulinausschüttung ausgelöst wird, die den Blutzuckerwert wieder nach unten fallen lässt. Auch das hat zelluläre Entzündungsreaktionen und einen niedrigeren Stickoxidpegel zur Folge. Gesündere Snacks sind niedrig-glykämische Früchte (wie Beeren oder Pfirsiche), fettarmer Käse oder Quark, Fruchtriegel oder eine kleine Handvoll Nüsse wie Walnüsse, Mandeln oder Pekannüsse, wobei rohe Nüsse am besten sind.

Ein nahrhaftes Frühstück ist ein weiterer wichtiger Faktor, um Ihren Blutzuckerspiegel den ganzen Tag über stabil zu halten, nicht nur am Vormittag. Wenn Sie es nicht gewohnt sind, groß zu frühstücken, oder morgens einfach nicht viel Zeit haben - keine Sorge. Nehmen Sie einen Protein-Shake oder einen Müsli- bzw. Kraftriegel; das reicht auch. Was immer Sie essen - achten Sie darauf, dass Ihr Frühstück ausreichend Proteine, Kohlenhydrate mit einem niedrigen glykämischen Index und gesunde Fette enthält.

Ja, es gibt tatsächlich gesunde Fette. Im Gegensatz zur landläufigen Meinung sind nämlich Speisefette - ob gesättigte oder ungesättigte - nicht die Hauptursache für Übergewicht, Herzkrankheiten oder andere Zivilisationskrankheiten. Raffinierte Kohlenhydrate, besonders Rohrzucker und Maissirup mit einem hohen Fructose-Gehalt (in den USA ein verbreitetes Zuckerkonzentrat, das in Deutschland als Glucose-Fructose-Sirup bezeichnet wird, Anm. d. Übers.), welche ja auch eine Art von Zucker sind, sind weit gefährlicher. Fett braucht allerdings jede Ihrer Körperzellen. Besonders Ihr Gehirn ist darauf angewiesen, mit guten Fettsäuren versorgt zu werden, um richtig funktionieren zu können. Die gesündesten Speisefette sind die ungesättigten: Sie kommen hauptsächlich aus pflanzlichen Quellen und vom Fisch. Unter den ungesättigten Fetten gibt es die mehrfach ungesättigten Fettsäuren (Omega-3- und Omega-6-Fettsäuren, die hauptsächlich in Fisch, Nüssen, Getreide und Samen vorkommen) und die einfach ungesättigten Fettsäuren (die ebenfalls in Fisch und in Olivenöl, Avocados und Nüssen vorkommen). Sowohl die einfach ungesättigten als auch die mehrfach ungesättigten Fettsäuren sind sehr gesund für Ihr Herz und erhöhen den Stickoxidpegel.

Obwohl die gesättigten Fette, die im Fleisch und in Milchprodukten vorkommen, nicht so schlecht sind, wie sie oft dargestellt werden, gibt es viele Gründe, sie – auch der Umwelt zuliebe – einzuschränken. (Kokosnussöl ist übrigens ein sehr gesundes gesättigtes Fett.) Transfette, die in Margarine, Backfetten und besonders in industriell daraus hergestellten Produkten sind, können jedoch wirklich sehr schädlich für Ihr Herz und Ihren Stickoxidlevel sein.

Auch wenn Ihnen jetzt all diese Empfehlungen zu viel auf einmal sind, nehmen Sie sich für heute vor, wenigstens eine davon umzusetzen. Und dann befolgen Sie immer mehr davon – in Ihrem eigenen Tempo und so, dass Sie sich wohl damit fühlen. Ich verspreche Ihnen, wenn Sie wenigstens mal für ein paar Tage ausprobiert haben, so zu essen, werden Sie staunen (besonders wenn Ihre bisherige Ernährung aus vielen Fertigprodukten sowie Zutaten wie Weißmehl, Weißzucker usw. besteht), denn Sie werden sich plötzlich viel wohler fühlen als vorher und viel mehr Energie haben. Diese Umstellung hat für mich persönlich einen riesigen Unterschied gemacht!

Ich möchte Ihnen auch empfehlen, jeden Tag viel Wasser zu trinken. Eine gute Richtlinie sind zum Beispiel bei einem Gewicht von 63 kg etwas mehr als zwei Liter täglich. Wasser ist sehr wichtig, damit Ihr ganzer Körper reibungslos funktioniert (auch die Fettverbrennung). Wenn Sie Durst haben, ist Ihr Körper bereits dehydriert! Also warten Sie nicht, bis Sie durstig sind. Nehmen Sie immer eine Wasserflasche mit, aus der Sie den ganzen Tag über in kleinen Schlucken trinken können. Bitte beachten Sie, dass Durst manchmal mit Hunger verwechselt wird. Wenn Sie das nächste Mal einen Hungeranfall haben, trinken Sie Wasser, anstatt gleich zu einem Snack zu greifen!

Übrigens sind Kaffee und andere koffeinhaltige Getränke (wie Cola) kein guter Wasserersatz, weil Koffein Ihren Blutzucker in die Höhe treibt und zelluläre Entzündungsreaktionen fördert. Sie sollten auch Ihren Alkoholkonsum reduzieren. In Maßen wird er Ihnen nicht schaden, aber denken Sie daran, dass ernährungstechnisch gesehen Alkohol nichts als leere Kalorien und auch viel Zucker enthält, der direkt in Ihr Gehirn wandert. Daher kommt die Redensart: »Candy is dandy, but liquor is quicker« (Zucker ist super, aber Schnaps ist schneller).

Zu guter Letzt: Achten Sie darauf, zu welchen Zeiten Sie essen. Ihr Stoffwechsel arbeitet am besten um die Mittagszeit (und wird dann langsamer). Deshalb vermeiden Sie zu späte Mahlzeiten. Nächtliche Mahlzeiten vermehren nicht nur schneller die Pfunde, sondern destabilisieren auch Ihren Blutzuckerspiegel. Manchmal kann ein kleiner Snack am Nachmittag gegen vier Uhr (wenn Ihnen danach ist) verhindern, dass Sie beim Abendessen oder noch später in der Nacht zu sehr zugreifen. Sogar ein gutes Frühstück hilft gegen nächtliche Hungergefühle!

Noch ein letzter Tipp zur Ernährung: Ihre Gedanken und Gefühle wirken sich sehr stark darauf aus, wie Ihr Essen verdaut wird. Wenn Sie verliebt sind, begnügen Sie sich zum Beispiel mit viel weniger Essen und nehmen dementsprechend leichter ab. Die Botschaft lautet also: Genießen Sie Ihr Essen ausgiebig und kultivieren Sie die Kunst des gepflegten und genussvollen Speisens.

Kommen Sie in Schwung!

Für viele Frauen sind sportliche Übungen etwas Schreckliches. Sie müssen auch nicht gleich in ein Fitnessstudio gehen, wenn es Ihnen keinen Spaß macht. Sie haben Liegestützen schon immer gehasst? Dann machen Sie nie wieder eine! Aber finden Sie für sich eine Bewegungsform, die Sie langfristig wirklich gerne machen. Was immer Ihnen Spaß macht, sei es Jogging, Tennis, Pilates, Yoga, Radeln, Hula-Hoop, Spinning, Gartenarbeit, oder einfach zu Hause Musik auflegen und Tanzen, Tanzen, Tanzen! Körperliches Training soll Sie stärken, nicht einschüchtern. Am wichtigsten ist, etwas zu finden, was Sie gerne und regelmäßig tun möchten. Sie werden es bald nicht mehr lassen können, besonders wenn Sie merken, wie gut (und sexy!) Sie sich danach fühlen und wie gut Sie aussehen.

Warum ist das so wichtig? Wenn Sie sich zu wenig bewegen und nichts tun, wird im Laufe der Jahre Ihre Muskelmasse nach und nach in Fettgewebe umgewandelt. Wenn Sie anfangen, Sport zu treiben, ganz gleich, wie alt Sie sind, können Sie diesen Trend umkehren. Was noch wichtiger ist: Frauen, die regelmäßig Sport treiben, stehen im Schnitt 20 Jahre länger aktiv und produktiv im Leben als diejenigen, die nichts auf diesem Gebiet tun. Regelmäßiges Training hilft Ihnen, Ihr Gewicht zu halten, stabilisiert Ihren Insulinspiegel und hebt Ihren Stickoxidpegel an. Außerdem schmiert es die Gelenke und hält Sie beweglich.

Alles, was Sie brauchen, sind 20 bis 30 Minuten tägliches Training an mindestens fünf Tagen der Woche (z.B. schnelles Gehen oder Laufen, so dass Ihnen warm wird und Sie ins Schnaufen kommen). Mehr ist natürlich noch besser!

Machen Sie auch dreimal in der Woche irgendeine Form von Krafttraining (z.B. mit Hanteln oder Trainingsbändern). Krafttraining ist sehr wichtig, da es die einzige Trainingsform ist, die effektiv dem Knochen- und Muskelschwund entgegenwirkt, der bei vielen Frauen mittleren Alters ansonsten in dieser Zeit einsetzt. Dafür müssen Sie nicht in ein Fitnessstudio gehen. Sie können Hanteln oder Trainingsbänder auch zu Hause benutzen. Wenn das neu für Sie ist, dann ist es eine gute Idee, ein paar Trainerstunden zu nehmen, um diese Vorrichtungen richtig und sicher anzuwenden.

Beachten Sie Ihre persönlichen Grenzen und machen Sie eine Pause oder hören Sie auf, wenn Sie es brauchen. Wenn Sie sich nach dem Training erschöpft fühlen (nicht nur müde, sondern ausgelaugt), dann haben Sie es übertrieben und zu viel getan. Am besten ist es, langsam anzufangen und in kleinen Schritten eine Routine aufzubauen. Um motiviert und interessiert zu bleiben, kann es hilfreich sein, sich regelmäßig praktikable und vernünftige Ziele zu setzen: Gehen Sie zum Beispiel um den Block oder zu einem bestimmten Ziel in immer kürzerer Zeit, oder trainieren Sie jede Woche fünf bis zehn Minuten länger.

Auch Schrittzähler können motivieren – versuchen Sie, sich bis zu 10 000 Schritten hochzuarbeiten.

Holen Sie sich genug Schlaf

Für einen hohen Stickoxidpegel ist es auch wichtig, dass Sie genug Schlaf bekommen. Viele Frauen (übrigens auch ich) brauchen acht bis zehn Stunden Schlaf, um optimal zu funktionieren, aber vielleicht brauchen Sie ja mehr oder auch weniger. Es ist ganz einfach: Wenn Sie tagsüber erschöpft oder müde sind, brauchen Sie mehr Schlaf. Jüngste Studien haben ergeben, dass Schlafmangel ein Grund für hohen Blutdruck und sogar Gewichtszunahme sein kann.

Wenn es Ihnen möglich ist, gehen Sie um 22 Uhr ins Bett. Der Schlaf vor Mitternacht ist für Ihren Körper gesünder als der Schlaf später in der Nacht, selbst wenn Sie morgens länger schlafen. Und ob Sie es glauben oder nicht: Genügend Schlaf kann auch dazu beitragen, dass Sie abnehmen!

Schaffen Sie den Absprung

Wenn Sie rauchen, hören Sie damit auf. Basta! Rauchen ist die Nummer eins unter den vermeidbaren Todesursachen, und es senkt Ihren Stickoxidlevel erheblich. Holen Sie sich Hilfe – ob durch eine Raucherentwöhnungstherapie, Akupunktur, Hypnose oder ein Nikotinpflaster, aber hören Sie auf – und zwar für immer. Glauben Sie mir, es lohnt sich, und nach einer Weile werden Sie sich wundern, warum Sie so lange gebraucht haben.

Nahrungsergänzungsmittel

Wir können in unserem Essen nicht immer die Nährstoffe finden, die wir brauchen. Nehmen Sie Nahrungsergänzungsmittel, um sicher zu sein, dass Sie alles bekommen, was Sie brauchen. Bedenken Sie, dass Ihr Körper die meisten Vitamine und Mineralien, die man braucht, nicht natürlich herstellt. Achten Sie darauf, ein Produkt von hoher Qualität von einem anerkannten Hersteller zu nehmen. Überprüfen Sie sorgfältig die Dosierung. Ich empfehle eine tägliche Dosis der folgenden Inhaltsstoffe (Anm. d. Übers.: Die Angaben der Autorin gelten für die USA, wo Nahrungsergänzungsmittel sehr viel stärker verbreitet und gesetzlich anders geregelt sind als in Europa. Informieren Sie sich bei Ihrem Arzt, Heilpraktiker oder einem Ernährungsberater):

- Betakarotin: 2500 - 15000 IU
- Thiamin (Vitamin B1): 20 - 40 mg
- Riboflavin (Vitamin B2): 20 - 40 mg
- Niacin (Vitamin B3): 20 - 40 mg
- Pantothensäure (Vitamin B5): 20 - 100 mg
- Pyridoxin (Vitamin B6): 20 - 35 mg
- Vitamin B12 : 100 - 600 µg
- Folsäure: 400 - 1000 µg
- Vitamin C: 1000 - 2000 mg
- Vitamin D3 : 600 - 2000 IU
- Vitamin E: 200 - 400 IU
- Calcium: 650 - 1200 mg
- Selen: 200 µg
- Magnesium: 400 - 1000 mg

Zink: 20 – 40 mg
Chrom: 100 – 300 µg
Biotin: 30 – 300 µg
Bor: 3 – 5 mg
Coenzym Q10: 10 – 200 mg
Omega-3-Fettsäuren:
200 – 1500 mg DHA
und 400 – 1850 EPA
Lutein: 500 – 1000 µg
Lycopin: 500 – 1000 µg

Optional:
Glutathion: 2 – 10 mg
Alpha-Liponsäure:
10 – 100 mg
Inositol: 10 – 500 mg
Cholin: 10 – 100 mg
Mangan: 1 – 15 mg
Kupfer: 1 – 2 mg
Molybden: 10 – 25 µg
Vanadium: 20 – 40 µg

3. Seien Sie stolz auf sich!

Ich habe bereits erwähnt, dass ein wunderbares Sexleben bei Frauen nach der Menopause besonders dann zu erwarten ist, wenn sie einen neuen Partner haben. Nun, lesen Sie erst mal weiter, bevor Sie gleich an Scheidung denken... Dies ist lediglich ein klarer Beweis dafür, dass die Wechseljahre als solche auf keinen Fall einen sexuellen »Funktionsausfall« bewirken. Also brauchen Sie Ihren derzeitigen Partner auch nicht in die Wüste zu schicken, um wieder heißen Sex zu haben. Hier kommt die gute Nachricht: Sie selbst können diese neue Partnerin werden! Und in diesem Prozess können Sie in Ihrem Körper so viel sexuelles Verlangen und Lust wecken, wie er empfinden kann.

Vergessen Sie nicht, dass die Wechseljahre ein Wendepunkt in Ihrem Leben sind, eine riesige von Ihrer Biologie unterstützte Chance, sich selbst neu zu erfinden und mehr Freude und Lust zu empfinden, als Sie es sich je hätten träumen lassen. Wenn Sie in dieser Zeit die Werte, die Ihnen im Leben wichtig sind, neu definieren und sich entscheiden, was für Sie stimmt und was nicht mehr stimmt, haben Sie die Chance, noch einmal von vorne anzufangen. Und am besten funktioniert das natürlich, wenn Ihnen dieser Prozess auch Spaß macht. Modellieren Sie sich selbst um, wie Sie es wollen. Lassen Sie Ihrer Phantasie (und Ihren Wünschen) freien Lauf!

Wenn Sie schon immer einmal eine neue Haarfarbe ausprobieren wollten, dann ist es jetzt Zeit, es zu tun. Vielleicht wollen Sie auch eine andere Frisur (oder gleich drei – warum so bescheiden?). Oder vielleicht möchten Sie sich mal ganz anders anziehen, Kleidung in anderen Farben und einem ganz anderen Stil ausprobieren, den Sie vorher noch nie getragen haben. Experimentieren Sie damit, welche Kleidung und welche Accessoires sich gut anfühlen und gut aussehen. Wie wäre es mal mit schockierend auffallenden Ohrringen? Ich habe einen Vorschlag, der richtig Spaß macht: Kaufen Sie sich ganz neue Unterwäsche, aber nichts davon darf »vernünftig« sein. Keiner außer Ihnen – und hoffentlich Ihrem Partner – braucht davon zu wissen. Aber das Wichtigste dürfen Sie nicht vergessen: Die Person, die Sie als Erste antörnen wollen, sind Sie selbst. Das ist der Schlüssel, mit dem Sie nicht nur guten Sex haben können, sondern auch kerngesund bleiben.

Falls Ihnen diese Ideen zu übertrieben erscheinen (so geht es uns allen am Anfang), fangen Sie mit etwas Kleinem an – aber fangen Sie an. Als ich nach meiner Scheidung als Erstes ein riesiges T-Shirt aus Velours mit Leopardenmuster trug, dachte meine jüngste Tochter, ich wäre verrückt geworden. Aber mir gefiel es!

(Anmerkung: Wenn Sie sich selbst neu erfinden, besonders Ihre sinnliche Seite, dann ist es ganz normal, dass Ihr neues Aussehen und Verhalten Ihren Kindern peinlich ist. Aber lassen Sie sich davon nicht abhalten. Das größte Geschenk, das Sie Ihren Kindern machen können, ist es, wenn sie ihre Mutter persönlich erfüllt und glücklich sehen. Sie leben Ihren Kindern vor, wie sie selbst in der Zukunft sein können. Seien Sie ihnen ein lebendiges, selbstbewusstes und sinnliches Vorbild – die Kinder werden es zu schätzen wissen.)

Als ich in den Wechseljahren anfing, mich selbst neu zu erfinden, war das Leoparden-T-Shirt ungefähr das Verrückteste, wozu ich bereit war. Aber nach vier bis fünf Jahren hatte sich meine gesamte Garderobe verwandelt. Denken Sie daran, Ihr neues Aussehen und Verhalten dient nur zu Ihrer eigenen Unterhaltung, egal, ob es jemand sieht oder nicht! Es ist auch hilfreich, wenn Sie sich von einer vertrauten Freundin sanft in eine neue, jugendlichere Richtung schubsen lassen.

Spieglein, Spieglein an der Wand …

Ich möchte Ihnen noch etwas empfehlen, das wirklich etwas ausmacht. Ich nenne es die »Spiegelübung«: Stellen Sie sich einen Monat lang zweimal täglich vor den Spiegel, schauen Sie sich selbst tief in die Augen und sagen Sie, und zwar laut: »Ich akzeptiere mich in diesem Moment bedingungslos!« Wenn Sie noch schneller sein wollen, können Sie hinzufügen: »Ich liebe dich. Du bist einfach toll!« Verbringen Sie Zeit damit, sich im Spiegel zu bewundern und sich mit einem wirklich liebevollen Blick zu betrachten, so wie Sie sonst vielleicht ein kleines Kind oder einen jungen Hund anschauen. Es geht bei dieser Übung nicht darum, nach Schönheitsfehlern, schlaffer Haut oder neuen Falten zu suchen. Es geht darum, dass Sie anerkennen, wie wunderbar und weich Ihre Haut, wie schön die Farbe Ihrer Augen und Ihr warmes Lächeln ist usw. Was vielleicht noch wichtiger ist: Es geht darum, auch das anzuschauen, was Ihnen normalerweise nicht gefällt, und es zur Abwechslung mal in einem anderen Licht zu sehen. Am Anfang wird Ihnen diese Spiegelübung vielleicht albern oder blöd vorkommen. Sie wird auch Ihren inneren Kritiker auf den Plan rufen, der sich in Ihrem Kopf mit abschätzigen Bemerkungen melden wird. Rechnen Sie damit, aber lassen Sie sich davon nicht abhalten. Die Spiegelübung ist eine sehr wirkungsvolle Methode, mit der Sie sich selbst heilen und verwandeln können.

Wenn Sie Ihren Bauch anschauen, denken Sie zum Beispiel nicht, dass er zu dick oder zu schlaff ist, sondern: *Dieser Bauch hat alle meine Kinder viele Monate lang genährt und gehalten. Wie viel Freude hat dieser Bauch mir selbst – und dem Rest der Welt – gemacht! Ich liebe meinen Bauch!* Und wenn Sie keine Kinder geboren haben, dann lieben Sie Ihre Kurven einfach, weil es Ihre sind. Wenn Sie Ihre Beine anschauen, denken Sie sich: *Was habe ich für ein Glück, dass ich so gute, starke Beine habe, mit denen ich gehen und tanzen kann, die ich ausstrecken kann und die mich unterstützen und durch alles im Leben getragen haben. Diese Beine sind einfach klasse!*

Wenn Sie diese Übung machen, sehen Sie sich selbst mit neuen Augen. Und je mehr Sie Ihren Körper und sich selbst genießen, desto mehr fühlen Sie sich sexy und erotisch. Sophia Loren sagte einmal: »Nichts macht eine Frau so schön wie die Überzeugung, dass sie schön ist.« Sich sexy zu fühlen, ist etwas, das von innen anfängt.

Auch wenn Ihnen die Spiegelübung zunächst seltsam vorkommt, hören Sie nicht damit auf. Es wird mit der Zeit leichter, besonders wenn Sie sehen, wie positiv das Ergebnis davon ist. Zugegeben: Die Gesellschaft macht es uns Frauen nicht leicht, unseren Körper wirklich zu lieben. Die meisten von uns vergleichen sich mit den spindeldürren Models und den Berühmtheiten, deren sorgfältig durchgestylte Erscheinungen und retuschierte Abbildungen tagtäglich überall in den Medien zu sehen sind. Die meisten Models sind dünner als ein Großteil der Frauen. Das sagt doch schon alles! Anstatt also Ihre Figur mit kritischem Blick zu inspizieren, lernen Sie, sich mit liebevollen Augen zu betrachten.

Noch ein wichtiger Punkt: Motivieren Sie sich nicht mit dem Gedanken, dass Sie diese Übung machen, um sexy für Ihren Partner zu sein. Auch wenn Ihr Partner zweifellos davon profitieren wird, dass Sie Ihren Körper lieben und schätzen, tun Sie es für sich selbst. Sie lernen, auf eine neue Weise mit sich zu sprechen und sich zu sehen. Sie lernen, sich auf eine neue Weise zu lieben. Und jeder Gedanke, mit dem Sie aufrichtig liebevoll und voller Anerkennung für Ihren Körper sind, badet ihn in immer mehr Stickoxid. Übrigens: Die meisten Männer schauen weibliche Körper mit viel mehr Anerkennung und Liebe an als wir selbst.

Verwöhnen Sie sich

Verwöhnen Sie sich in dieser Zeit des Wechsels, und zwar ganz besonders dann, wenn Sie es bisher nicht getan haben. Legen Sie sich öfter mal in die Badewanne, gönnen Sie sich ab und zu eine Maniküre oder Pediküre und freuen Sie sich, wie schön Ihre Hände und Füße danach aussehen, und genießen Sie das Gefühl, wie schön es ist, sich zu verwöhnen. Warten Sie auch nicht auf eine spezielle Gelegenheit. Eine meiner Freundinnen machte ein Ritual daraus, ihre Füße jeden Abend mit einer herrlich nach Minze duftenden Fußcreme zu massieren. Sie sagte, sie habe sich anfangs komisch und furchtbar maßlos gefühlt, dass sie ihre Füße so liebevoll berührte, aber es dauerte nicht lange, bis sie dieses Ritual liebte (und ihre Füße natürlich auch).

Lassen Sie sich von einer Kosmetikerin beraten, zum Beispiel in der Kosmetikabteilung eines Kaufhauses, und probieren Sie etwas ganz Neues aus. Versuchen Sie mal ein anderes Parfüm, das Sie normalerweise nicht benutzen würden. Da wir gerade beim Verwöhnen sind: Gönnen Sie sich doch einmal eine schöne Massage. Stellen Sie es sich als Einweihung in eine neue Lebensphase vor, was es ja tatsächlich ist, bei der Sie mit kostbaren Ölen gesalbt werden.

Anstatt den Verlust Ihrer Jugend zu beklagen, geht es bei dieser Einweihung darum, die Tatsache zu feiern, dass Sie nun beinahe oder bereits über 50 (oder 60, 70, 80 oder 90) Jahre alt sind und immer noch aktiv im Leben stehen, und zwar mit einem gesunden, schönen, sexy Körper, der eine spezielle Behandlung verdient. Wenn Sie sich selbst so viel liebevolle Aufmerksamkeit geben können und dabei im tiefsten Grunde Ihres Herzens wissen, dass es Ihnen voll und ganz zusteht, werden Sie auch offen dafür sein, liebevolle Aufmerksamkeit von anderen zu empfangen – auch die von Ihrem Ehemann oder Lebenspartner. Vergessen Sie nicht: Empfänglich zu sein, ist eine Fähigkeit, die entwickelt werden muss. Je mehr Sie lernen zu empfangen, desto mehr

Freude werden Sie anziehen und auch erfahren. Sie können damit anfangen, dass Sie sich für all die Komplimente bedanken, die Sie bekommen!

Lassen Sie Ihrer Kreativität freien Lauf

Für Ihren Neuanfang und die Öffnung für Ihre wahre Essenz spielt es auch eine sehr wichtige Rolle, dass Sie sich mit Schönheit umgeben und dabei ganz bewusst Ihre Kreativität einsetzen. Verschönern Sie Ihr Zuhause, indem Sie die Möbel umstellen, die Wände neu streichen oder vielleicht ein paar neue Möbel kaufen. Ihr Zuhause ist die Erweiterung Ihres inneren Selbst – deshalb träumen so viele Frauen von einem Eigenheim. Wenn Frauen in der Lebensmitte durch diese tief greifenden Veränderungen gehen, haben viele auch den starken Wunsch, ihre Wohnsituation zu ändern.

Ich kenne zum Beispiel eine Frau, die immer nur neutrale Wandfarben in ihrem Haus hatte, bis sie sich in der Lebensmitte scheiden ließ. Nachdem ihr Mann ausgezogen war, strich sie die Wände ihres Schlafzimmers mit einem warmen, fröhlichen Gelbton und nähte dazu passende Wandbehänge. Außerdem kaufte sie eine neue Tagesdecke mit dazu passenden Kissenbezügen. Jedes Mal, wenn sie ihr Schlafzimmer betrat, dachte sie: »Toll!« Und jedes Mal war dieses »Toll!« eine Bestätigung, dass sie sich nicht nur in diesem Raum, sondern auch in ihrem neuen Leben wohl fühlte.

Kaufen Sie sich einen Arm voll frischer Schnittblumen, und verteilen Sie sie in den Räumen Ihrer Wohnung oder Ihres Hauses so, dass Sie die Blumen oft sehen können. Legen Sie sich öfter Ihre Lieblingsmusik auf – und vielleicht versuchen Sie auch mal andere Musik zu hören, um zu sehen, ob es etwas Neues gibt, das Ihnen gefällt. Wenn jemand einen Film aus Ihrem Leben machen würde, welche Filmmusik würden Sie dazu wollen? Legen Sie diese Musik auf.

Kaufen Sie ein neues Bild oder Kunstwerk, das Sie an einer markanten Stelle aufhängen oder aufstellen. Oder noch besser: Machen Sie Kunst! Kreieren Sie etwas Schönes für Ihr Zuhause (oder für jemand anderen). In dieser Lebensphase ist Ihre Kreativität wie nie zuvor bereit, sich zu entfalten, selbst wenn Sie bisher gedacht haben, dass Sie nicht besonders kreativ sind. Oder versuchen Sie, Tagebuch zu schreiben. Es gibt Untersuchungen, die beweisen, dass es in vieler Hinsicht sehr heilsam ist, seine Gefühle und Gedanken aufzuschreiben. Wer weiß, vielleicht fällt Ihnen ja etwas ein, das sich für einen Artikel oder gar ein Buch eignet. Ob Sie nun malen, bildhauern, Musik machen oder ein Instrument lernen wollen – alles ist gut. Viele Frauen beschäftigen sich in dieser Zeit auch mit Aktivitäten, die sie in ihrer Jugend gerne gemacht haben, wie zum Beispiel Reiten, Rollschuhlaufen oder Inlineskaten. Vielleicht möchten Sie auch einen Kochkurs machen und Freunde einladen, denen Sie das Ergebnis präsentieren. Oder Sie wollen mehr fotografieren – nicht nur bei Familientreffen.

Wenn Sie gerne längere E-Mails an Freunde verschicken, fangen Sie einen eigenen Blog – ein Internet-Tagebuch – an. Und wenn Sie gerne singen, dann tun Sie es nicht nur in der Dusche! Tipp: Was haben Sie gerne getan, als Sie elf waren? Das ist ein Schlüssel dafür, was Ihnen jetzt guttun könnte.

Wenn Sie bereits kreative Projekte mit Spaß betreiben, experimentieren Sie damit, es ein bisschen anders zu machen. Wenn Sie zum Beispiel gerne schreiben, probieren Sie es mal mit Gedichten. Wenn Sie gerne stricken, versuchen Sie es mit Nähen. Die Mutter einer meiner Kolleginnen war eine unglaublich talentierte Schneiderin. Als sie in die Wechseljahre kam, hörte sie auf, Kleidung zu schneidern, und fing an, Teddybären herzustellen; jedem gab sie einen total komischen Namen und ein witziges Outfit mit sorgfältig ausgesuchten Accessoires. Es war wie eine Neugeburt ihrer Kreativität.

Auch Tanzen ist sehr kreativ. Vielleicht haben Sie Lust auf einen Bauchtanzkurs. Oder wie wäre es mit orientalischem Stocktanz oder erotischem Tanz? Richtig, ich meine damit: Sie sollten versuchen, Ihren Körper einmal auf eine ganz andere Art und Weise zu bewegen. Warum nicht? Es könnte eine angenehme Überraschung werden. Schließlich ist Tanzen die beste Methode, seinen Körper zu lieben und sich gleichzeitig sexy zu fühlen.

Hinter all diesen Vorschlägen steckt die Idee, dass Sie über die Grenzen dessen hinausgehen, wie Sie sich bisher selbst wahrgenommen und was Sie für möglich gehalten haben. Denn Sie sind in der Phase, in der Sie sich selbst neu gebären. Es gibt viele Kurse, die nur für Frauen sind, so dass Sie sich viel Unterstützung von anderen Frauen holen können. Und für die Geburt Ihres neuen Selbst brauchen Sie viel Unterstützung von gleichgesinnten Freundinnen.

Lassen Sie sich nicht entmutigen, wenn Sie etwas Neues, das Sie zum ersten Mal ausprobieren, nicht gleich perfekt können. Vielleicht stellen Sie beim Erotiktanzkurs auch fest, dass rote Reizwäsche nicht wirklich Ihr Ding ist. Die Hauptsache ist, dass es Ihnen Spaß macht. Dolly Parton hat es einmal so ausgedrückt: »Finde heraus, wer du bist, und tu es mit voller Absicht!« Gehen Sie also ruhig über Ihre Grenzen hinaus und genießen Sie es! Sie werden völlig begeistert sein von all dem Neuen, das nur darauf wartet, von Ihnen entdeckt zu werden.

4. Schauen Sie nach vorne – nicht zurück!

Sich selbst neu zu gebären und sich auf das neue Leben wirklich einzulassen, bedeutet auch, dass Sie die Vergangenheit loslassen. Es ist so, als würden Sie Ihren Kleiderschrank ausmisten: Erst wenn Sie alles wegwerfen oder weggeben, was Sie nicht mehr wollen oder was nicht mehr zu dem passt, was Sie jetzt zum Ausdruck bringen wollen, entsteht neuer Raum für die Dinge, die Sie jetzt brauchen oder die Ihnen besser gefallen. Nutzen Sie also diese neue Lebensphase als Gelegenheit, alte Beziehungen, Verhaltensweisen und Glaubenssätze loszulassen (auch die Gedanken und Gefühle, die sich um ungeheilte Wunden drehen), von denen Sie sich zurückhalten lassen, und die keine Unterstützung sind für das Neue, das jetzt geboren werden will. Strahlend gesund werden Sie nur, wenn Sie vorwärtsgehen, nicht rückwärts.

Lassen Sie die Vergangenheit gehen

Die Vergangenheit loszulassen, ist sehr wichtig, denn wenn Sie in Verletzungen und Enttäuschungen aus der Vergangenheit hängen bleiben, leben Sie nicht voll und ganz in der Gegenwart. Und wenn Sie nicht in der Gegenwart sind, können Sie auch keine gesunde und glückliche Zukunft aufbauen. Sie können ohnehin nichts mehr tun, um die Vergangenheit zu ändern. Wenn Sie also in Ihrem Kopf ständig wiederkäuen, wer was gesagt und getan hat, bringt es Sie nirgendwohin. Wenn Sie verbittert sind oder einen alten Groll mit sich herumtragen, gerät Ihr Körper in Stress, wie bei den meisten negativen Emotionen, das Risiko einer zellulären Entzündungsreaktion steigt, das Immunsystem wird geschwächt, und der Stickoxidpegel sinkt.

Auch wenn Sie die Vergangenheit nicht ändern können, können Sie doch höchstwahrscheinlich jetzt etwas tun, um

Ihr Leben zum Positiven zu verändern – selbst wenn es nur ganz kleine Schritte sind. Schließlich können Sie nur in der Gegenwart Kraft haben und handeln. Wenn Sie sich also Gedanken darüber machen, was Sie wirklich tun oder verändern können, anstatt darüber, was Sie nicht tun können, haben Sie sich gelöst und gehen vorwärts. Und wenn Sie sich aufregen, weil Sie meinen, jemand hätte Ihnen etwas Unrechtes angetan, dann fragen Sie sich, ob Sie lieber Recht haben oder gesund und glücklich sein wollen. Und dann sorgen Sie dafür, dass Sie gesund und glücklich sind! Vergessen Sie nicht: Eigentlich ist nicht das, was Ihnen das Leben bietet, entscheidend dafür, wie zufrieden Sie sind, sondern es hat vielmehr damit zu tun, wie Sie auf die Ereignisse und Umstände, die Ihnen begegnen, reagieren und wie Sie damit umgehen.

Wahrscheinlich haben Sie in diesen Jahren in der Lebensmitte häufig Gelegenheit, dieses »Loslassen der Vergangenheit« zu üben, weil wir in dieser Phase dazu tendieren, ungeheilte Wunden zu fühlen. Alles scheint jetzt auf den Tisch zu kommen. Aber obwohl das scheinbar sehr unangenehm ist, sehen Sie es doch einmal so: Es ist eine tolle Chance, alles zu heilen, was geheilt werden muss, und es dann hinter sich zu lassen, und zwar ein für allemal. Das sind alles Wehen bei der Geburt Ihres neuen Ichs.

Haben Sie als Kind auch mit einer Zaubertafel gespielt? Das sind diese Platten mit einer grauen Folie darüber, auf die man mit einem spitzen Stift schreiben kann. Und sobald man über die Folie streicht, ist alles, was man geschrieben hat, wieder verschwunden. Man hat im wahrsten Sinne des Wortes wieder ein unbeschriebenes Blatt. Das sollte nun auch Ihr Ziel sein: Löschen Sie die dunklen Flecken aus der Vergangenheit, damit Sie ein frisches und unbeschriebenes Blatt vor sich haben, welches ein großes Potenzial birgt.

Das Rezept für Vergebung

Vergebung zu üben, ist immer wieder eine wunderbare Möglichkeit, dieses unbeschriebene Blatt vor sich zu haben. Das ist sogar dann möglich, wenn die Person, mit der Sie hadern, schon tot oder aus einem anderen Grund nicht erreichbar ist. Sie sollten sich bewusst machen, dass Vergebung nur etwas mit Ihnen zu tun hat und nichts mit der anderen Person. Jemandem zu vergeben, bedeutet einfach, dass Sie nicht mehr bereit sind, sich von etwas, das in der Vergangenheit passiert ist, weiterhin negativ beeinflussen zu lassen. Manchmal ist es möglich, die Meinungsverschiedenheiten mit der Person, mit der Sie Schwierigkeiten haben, auszuräumen. Doch das ist nicht immer möglich und manchmal auch nicht ratsam. Haben Sie stattdessen den Mut, zu vergeben und loszulassen.

Und das geht nicht auf einmal, sondern es ist ein Prozess, besonders wenn die Wunde auf einem Missbrauch in der

Kindheit durch einen Elternteil beruht. Wenn es geringfügigere Schwierigkeiten wie zum Beispiel ein Missverständnis mit dem Chef oder einem Freund sind, dann machen Sie sich Folgendes klar: Wenn Sie fünf Jahre zurückschauen, werden Sie bestimmt entdecken, dass viele Beziehungen einfach am Rande des Weges liegen geblieben sind. Da Sie wachsen und sich verändern, wachsen Sie ganz natürlich über einige Menschen in Ihrem Leben hinaus – wahrscheinlich besonders über diejenigen, die Sie auf irgendeine Art verletzt haben. Das ist ganz natürlich und gut so.

Destruktive Beziehungen treiben uns oft erst recht zum Wachstum. Gemäß dem Hemingway-Zitat: »Die Welt zerbricht jeden, und nachher sind viele an den gebrochenen Stellen stark.« Aber Sie können weder stark noch kerngesund und glücklich sein, wenn Sie immer noch an der Vergangenheit hängen und darauf warten, dass jemand anderes Ihren Schmerz versteht oder Sie davon befreit. Sie sind ein erwachsener Mensch und müssen für sich selber Verantwortung übernehmen.

Eine wirklich gute Methode, wie man jemandem vergeben kann, ist es, zwei Stühle einander gegenüber aufzustellen. Stellen Sie sich vor, Sie sitzen der Person gegenüber, mit der Sie ein Problem haben, und führen ein vertrauliches Gespräch mit ihr, wobei Sie sich alles von der Seele reden. Schon das allein bewegt die Energie und ist heilsam. Eine andere sehr wirksame Methode ist es, einen Brief an den Schutzengel des Menschen zu schreiben, gegen den Sie einen Groll hegen, und dabei Ihr Herz auszuschütten – wie diese Person Sie verletzt hat, wie wütend Sie darüber sind usw. –, und dann schreiben Sie noch, was Ihrer Meinung nach stattdessen geschehen sollte. Dann verbrennen Sie den Brief. Ich habe selbst erlebt, dass dies Wunder bewirken kann.

Der Vater einer meiner Bekannten war Alkoholiker gewesen und hatte sie und ihre Mutter körperlich und emotional missbraucht. Sie hatte wegen des Missbrauchs eine unbändige Wut ihm gegenüber aufgestaut, und diese fand sie wegen der schrecklichen Dinge, die er ihr angetan hatte, auch vollkommen berechtigt. Doch sie konnte diese Wut anscheinend nicht aufgeben, obwohl ihr Vater bereits seit 20 Jahren tot war und ihre Mutter mittlerweile einen liebevollen zweiten Ehemann hatte. Auch sie selbst war glücklich verheiratet und hatte drei Kinder.

Eines Abends, während einer Meditation mit Freunden, hatte sie plötzlich ihren Vater vor Augen, und zwar nicht als den gewalttätigen Säufer, den sie immer gekannt hatte, sondern als kleinen Jungen. Während der Meditation sah sie im Gesicht dieses kleinen Jungen die Angst und die Qualen, die er erlitten hatte, als er mit seinen Eltern aufwuchs, und sie konnte plötzlich die Ursache sehen, die ihn in den Alkohol flüchten ließ, lange, bevor es tatsächlich geschehen war. Sie stellte sich vor, wie sie diesen kleinen Jungen in den Armen hielt, der nun wie ein Opfer aussah anstatt wie ein Täter. Sie tröstete ihn, wiegte ihn in den Armen, beruhigte ihn und ließ ihn wissen, dass er geliebt und bei ihr sicher war.

Diesen kleinen Jungen in ihrer Vorstellung zu nähren und zu beschützen, erschien ihr in der Meditation ebenso natürlich, wie sie zu ihren eigenen Kindern im wirklichen Leben mütterlich war. Als die Meditation vorbei war, erkannte sie, dass sie es nach wie vor als sehr schlimm empfand, was ihr Vater ihr und ihrer Mutter angetan hatte, aber sie war nicht mehr wütend auf ihn. Sie hatte einen großen Schritt getan und ihm vergeben. Danach fühlte sie sich leichter, freier und besser in der Lage, ihre Aufmerksamkeit auf ihr gegenwärtiges Leben zu richten, anstatt sich immer wieder mit der Vergangenheit zu beschäftigen.

Ein wichtiger Schlüssel zur wahren Vergebung ist es, sich nicht mehr als Opfer zu fühlen. Wenn Sie dazu tendieren, Ihre Wunden offen herumzutragen, dann ist es höchste Zeit, das Fell des Opferlamms endgültig abzuwerfen. Eleanor Roosevelt sagte einmal: »Niemand kann dir ohne deine Zustimmung Minderwertigkeitsgefühle machen.« In ähnlicher Weise kann Ihnen niemand das Gefühl geben, ein Opfer zu sein, wenn Sie es nicht zulassen. Dank sei dem Himmel dafür!

»Ich verzeihe dir, aber …«

Manchmal glauben Sie vielleicht, Sie hätten jemandem vergeben, sind aber eigentlich immer noch in der Vergangenheit gefangen und halten an Ihrem Groll fest. Das kann passieren, wenn Sie nur im Kopf verzeihen (das heißt, Sie haben sich selbst im Grunde dazu überredet), aber Ihr Herz bei der Entscheidung nicht wirklich dabei war. Das können Sie am besten auf die folgende Art testen: Wenn Sie sich dabei erwischen zu sagen: »Ich habe der Person zwar verziehen, dass sie dies gesagt oder jenes getan hat, aber …«, dann haben Sie nicht wirklich vergeben. Wahre Vergebung kommt ohne ein Aber. Wenn Sie vergeben, dann vergeben Sie ohne Wenn und Aber. Basta!

Um wahre Vergebung zu üben (und von einem höheren Stickoxidpegel zu profitieren, da Sie Ihre Negativität loslassen), müssen Sie nicht nur im Kopf, sondern auch wirklich aus tiefstem Herzen vergeben. Das ist ein sehr wichtiger Unterschied, da das elektromagnetische Feld Ihres Herzens, des Zentrums der Emotionen, hundertfach stärker ist als das elektromagnetische Feld Ihres Kopfes (des Zentrums der Gedanken). Das heißt: Ganz egal, was Sie *denken* – das, was Sie *fühlen*, gewinnt immer, und zwar wirklich immer!

Aber wie macht man das? Es geht im Grunde wieder darum, dass Sie entscheiden müssen, ob Sie lieber Recht haben oder ob Sie gesund und glücklich sein wollen. Sie müssen sich wirklich entscheiden! So wie die Frau, der es so schwer fiel, Ihrem Alkoholiker-Vater zu vergeben, erkannte, dass Richtig und Falsch nicht immer so schablonenhaft voneinander getrennt sind. Wir Menschen sind sehr komplexe

Kreaturen, und die Situationen, die uns widerfahren, sind selten ganz schwarz oder ganz weiß.

Betrachten Sie die Situation so lange wie möglich mit Ihrem mitfühlenden Herzen, und widerstehen Sie dem Drang, Ihre urteilenden Gedanken die Oberhand gewinnen zu lassen. Dann wird es Ihnen ganz natürlich vorkommen, dass Sie lieber darauf achten, wie Sie richtig und mit Liebe handeln können, anstatt sich darauf zu konzentrieren, was an irgendeiner Erinnerung oder einer Situation falsch ist oder war. Und glauben Sie mir: Je mehr Sie Ihre Fähigkeit zur Vergebung entwickeln, desto leichter wird es Ihnen fallen.

Vergeben Sie sich selbst

Bis jetzt habe ich darüber gesprochen, wie man anderen vergibt, aber Tatsache ist, dass die Person, der Sie am meisten vergeben müssen, Sie selbst sind. Frauen sind so gut darin, sich selber dafür fertig zu machen, dass sie hinter einem lächerlich hochgesteckten Ziel zurückbleiben – dass sie nicht schlank genug sind, nicht sexy genug, nicht scharfsinnig genug, nicht intelligent genug, nicht liebevoll genug, nicht stark genug … Wahrscheinlich sind Sie mit sich selbst viel strenger als mit allen anderen in Ihrem Leben. Aber sich selbst zu beschimpfen, hat noch nie irgendjemandem gut getan – es bewirkt nur, dass Sie sich noch schlechter mit sich selbst fühlen. Es ist auch überhaupt nicht hilfreich, um irgendeine positive Veränderung herbeizuführen. Und mit Sicherheit ist es nicht gut für Ihren Stickoxidlevel.

Immer wenn Sie feststellen, dass Sie übermäßig selbstkritisch sind oder sich selbst beschimpfen, probieren Sie die folgende Übung aus: Stellen Sie sich Ihr höheres Selbst, Ihren Schutzengel oder irgendeine göttliche Figur vor, die vor Ihnen steht. Sehen Sie ein von Licht erfülltes Wesen, das totale Liebe und Mitgefühl ausstrahlt. Nun streckt dieses Wesen die Hand nach Ihnen aus, legt sie Ihnen auf den Kopf, sagt Ihren Namen und dann Folgendes:

»Ich vergebe dir nun für jedes Mal, wenn du zu viel Eis gegessen hast, wenn du die Beherrschung verloren hast, wenn du deine Wohnung nicht geputzt hast, wenn sich die Wäsche gestapelt hat, wenn du etwas Wichtiges verlegt hast, zu spät gekommen bist oder dein Versprechen dir selbst oder jemand anderem gegenüber nicht gehalten hast. Ich vergebe dir, dass du menschlich bist, dass du nicht perfekt bist, dass du nicht in der Lage bist, alle um dich herum zu jeder Zeit glücklich zu machen. Ich vergebe dir, dass du jemals deinen eigenen Wert angezweifelt hast oder Angst hattest.«

Dann lassen Sie dieses Gefühl der Vergebung durch Ihre Haut, in Ihren Körper und ganz tief bis ins Innere Ihres Herzens dringen. Spüren Sie, wie es Ihren ganzen Körper durchdringt. Fühlen Sie, wie das Licht der liebevollen Vergebung

Sie umgibt und umarmt. Und während Sie das tun, seien Sie sich bewusst, dass Sie Ihrem Herzen und Ihrem Körper ein Bad in der Energie strahlender Gesundheit gönnen.

Machen Sie diese Übung für sich selbst oder andere, immer wenn Sie es brauchen. Denken Sie daran, dass Vergebung ein Prozess ist – sobald Sie also sich selbst oder jemand anderen ablehnen oder verurteilen, lassen Sie diese Gefühle eines nach dem anderen los. Ich kann Ihnen noch ein Ritual der Selbstvergebung empfehlen, das Sie 40 Tage lang täglich machen. Zünden Sie eine Kerze an und sprechen Sie ein Gebet Ihrer Wahl. Und dann sagen Sie laut etwa Folgendes: »Ich vergebe mir nun alles, was ich in der Vergangenheit nicht gewusst oder was ich vermieden habe. Ich entlaste und befreie mich selbst, um höchste Freude zu erfahren und den Sinn meines Lebens zu erfüllen.«

Versuchen Sie, diesen Prozess nicht zu verurteilen, sondern bleiben Sie dabei! Betrachten Sie ihn als emotionalen Hausputz. Da Sie nun den ganzen Müll weggeworfen haben, der sich in Ihrem Inneren angehäuft hatte, spüren Sie, wie die Energie des Sonnenlichts durch Ihre frisch geputzten Fenster fällt und alle Räume füllt. Fühlt sich das nicht gut an? Und jetzt dürfen Sie sich wohl fühlen – durch und durch!

5. Erkennen Sie, dass Sie sind, was Sie glauben

Wenn es Ihnen gelingt, die ungesunden Vorstellungen und Mythen über die Wechseljahre zu ignorieren, werden Sie die Zeit Ihrer Lebensmitte mit großer Freude genießen können (sowohl in sexueller als auch in jeder anderen Hinsicht). Die erste Vorstellung, die Sie beiseiteräumen müssen, ist der in unserer Kultur verbreitete Mythos, nach der Menopause würde das sexuelle Verlangen nachlassen. Neuere Forschungen haben gezeigt, dass Frauen über 60 und 70 den besten Sex ihres Lebens haben. Das können Sie auch!

So wurde zum Beispiel im Jahre 2007 in der medizinischen Fachzeitschrift *The New England Journal of Medicine* eine Umfrage unter 3000 Männern und Frauen zwischen 57 und 85 Jahren veröffentlicht, die großes Aufsehen erregte. Die Mehrheit der Befragten war sexuell aktiv, im Durchschnitt hatten sie zwei bis drei Mal im Monat Sex – das ist etwa die gleiche Häufigkeit, die auch jüngere Erwachsene angegeben haben. Selbst unter der ältesten Gruppe der Befragten (den 75- bis 85-jährigen) waren immerhin noch mehr als 25 Prozent sexuell aktiv!

Diese Studie zeigte auch, dass bei den Befragten mit schlechtem Gesundheitszustand im Bett am wenigsten passierte, während diejenigen, die sagten, sie seien gesund, am aktivsten waren. Das Ergebnis dieser Untersuchung ist also, dass ein aktives Liebesleben weniger damit zu tun hat, wie alt man ist, sondern vielmehr damit, wie gesund man ist. Und da Sie nun gerade Ihre Aufmerksamkeit darauf richten, Ihren Stickoxidpegel zu erhöhen und gesünder zu werden, können Sie sich über diese Nachricht doch wirklich freuen!

Ich bringe noch mehr gute Nachrichten: Erwachsene in der Lebensmitte haben nicht nur viel häufiger Sex, als man denkt, sondern sie genießen es auch mehr als je zuvor. Das beweist ein Bericht über eine Dauerstudie zu den Veränderungen in der Lebensmitte, der im Jahre 2007 bei der Jahresversammlung der Gerontologischen Gesellschaft von Amerika vorgetragen wurde. Dieser Bericht enthüllte, dass in den USA die Frauen über 55 Sex mehr genießen und sich mehr mit ihrem Liebesleben beschäftigen, als es die Frauen derselben Altersgruppe noch vor zehn Jahren taten. Bei den Frauen zwischen Mitte 60 und Mitte 70 war dieser erhöhte Genuss am häufigsten!

Die Forscher, die diese Studie durchführten, erklären den Unterschied folgendermaßen: Heute fühlen sich Frauen in der Lebensmitte jünger und sind offener in Bezug auf ihre sexuellen Bedürfnisse; außerdem sind sie viel mehr an ihrer Gesundheit interessiert, als es die Frauen im selben Alter vor zehn Jahren waren. Und das ist nicht alles: Die Frauen dieser Altersgruppe sind heute auch überzeugt davon, dass zu einer gesunden Lebensweise ein gesundes Sexleben gehört.

Dafür gibt es natürlich noch mehr Gründe: Erst in der

zweiten Lebenshälfte haben wir die einzigartige Gelegenheit, den besten Sex unseres Lebens zu erleben, weil Sex für Frauen wie für Männer erst dann wirklich schön wird, wenn echte Nähe und Intimität da sind – wenn wir uns dem anderen so zeigen, wie wir sind. Eine intime Beziehung zeichnet sich dadurch aus, dass wir uns aufeinander einlassen, Vertrauen zueinander haben und uns verletzlich zeigen. In der zweiten Lebenshälfte kommen viele Männer auf eine ganz neue Weise mit ihrer fürsorglichen Seite in Kontakt, wodurch mehr Nähe und Intimität möglich werden, bei vielen Paaren vielleicht zum ersten Mal. Deshalb sagen so viele Paare, die eine tiefe Bindung haben, dass sie ihre beste Zeit miteinander haben, seit sie über 50 sind, trotz der Tatsache, dass ihr Körper nicht mehr jung ist. Der Beziehungsexperte Harville Hendrix erklärte einmal, dass Männer wie Frauen zu Heilern füreinander werden können. Was für eine wunderbare Aussicht!

Eine neuer Blick auf die Wechseljahre

Die Wahrheit ist ganz einfach, dass es überhaupt nichts mit den Wechseljahren und der Menopause zu tun hat, ob Ihr sexuelles Verlangen nachlässt oder wie oft Sie einen Orgasmus haben können. Wenn tatsächlich Probleme auftauchen, können sie meist ganz einfach gelöst werden. Wenn Sie zum Beispiel spüren, dass Ihre Vagina trocken ist, und Sie sich deshalb beim Geschlechtsverkehr oder bei anderen sexuellen Aktivitäten unwohl fühlen, können Sie entweder ein wenig von einer verschreibungspflichtigen östrogenhaltigen Vaginalcreme benutzen oder eine Gleitcreme, die es in jeder Drogerie oder Apotheke gibt. Schon ist das Problem gelöst.

Wenn Sie feststellen, dass Ihre Libido mit Verzögerung kommt, brauchen Sie vielleicht einfach ein bisschen Zeit, bis Sie mit Ihrer neu entstehenden Identität vertraut sind und sich die Chance geben, Ihre Ziele und derzeitigen Beziehungen neu zu regeln. Die verzögerte Libido ist eine recht häufige Erscheinung – aber auch eine vorübergehende! Es ist nur eine Strategie Ihres Körpers, damit Sie sich genug Zeit und Raum nehmen, die Sie jetzt brauchen, um innerlich an sich zu arbeiten. Dies gilt insbesondere, wenn Sie entdecken, dass nun plötzlich viele emotionale Themen im Raum stehen, die zuvor verdrängt worden sind. Es wird nicht lange dauern, bis Sie wieder »in Stimmung« sind.

Selbst wenn Sie eine Totaloperation hatten oder die Eierstöcke entfernt wurden, sind Sie noch längst nicht aus dem Spiel. Ein wenig hormonelle Unterstützung durch ein Mittel, das Sie sich ärztlich verschreiben lassen, kann Wunder wirken, aber selbst das ist nicht immer notwendig. Vielleicht brauchen Sie gar keine Hormonersatztherapie, um sexuelle Empfindungen zu haben. Eine meiner Freundinnen, die knapp über 50 ist, ist ein gutes Beispiel dafür. Vor zehn Jahren hatte sie Brustkrebs und wurde mit Lumpektomie, Chemotherapie, Bestrahlung und einer Totaloperation der Gebärmutter und Eierstöcke behandelt. Heute genießt sie ihr Leben mit mehr Lust als je zuvor, einschließlich ihrer sexuellen Lust. Die einzige hormonelle Unterstützung, die sie braucht, ist ein wenig Östrogen in der Vagina in Form eines von ihrer Ärztin verschriebenen Silikonrings, der unter dem Namen »Estring« im Handel ist. (Übrigens: Wenn Sie eine Brustkrebsbehandlung hinter sich haben, sollten Sie die Verwendung von Östrogen mit Ihrem Arzt besprechen, da es normalerweise nicht empfohlen wird. Ich persönlich bin jedoch der Meinung, dass es in vielen Fällen völlig ungefährlich ist.)

»Durch die Entscheidung, mir zu erlauben, wieder Vergnügen und Lust zu empfinden, hat sich alles verändert«, erzählte mir meine Freundin. »Diese Entscheidung war die Starthilfe für meine Libido und hat dazu geführt, dass wieder viel mehr Feuchtigkeit in meiner Scheide ist.« Das Stickoxid hat wieder zugeschlagen! Die Geschichte meiner Freundin zeigt, dass eine gute Beziehung zum Partner – und zu sich selbst! – sowie ein starker Lebenswille oft ausreichen, um den Hormonspiegel zu verändern. Wenn Sie also Ihren Stickoxidpegel nach oben bringen, ist das vielleicht schon alles, was Sie brauchen, um Ihr Sexleben anzukurbeln.

Im Grunde beginnt guter Sex immer im Kopf. Das Gehirn ist das größte und wichtigste Geschlechtsorgan im Körper, und das gilt in jedem Fall, ob Sie nun 28 oder 88 sind. Für Sie bedeutet es Folgendes: Wenn Sie sich selbst als sexuelles Wesen wahrnehmen, wird sich Ihr Körper an dieses Bild anpassen und entsprechend reagieren. Dann fühlen Sie sich sexuell, denken sexuell und handeln sexuell. Und so soll es sein. Ich habe es immer und immer wieder erlebt – es stimmt einfach. Die größte Hürde, die Sie nehmen müssen, um wieder heißen Sex zu haben, ist eigentlich ganz einfach: Sie müssen nur akzeptieren, dass es tatsächlich möglich ist, auch nach der Menopause tollen Sex zu haben, und daran glauben, dass Sie es verdienen!

Noch ein Wort zur Hormontherapie bzw. Hormonersatztherapie: Manche Frauen fühlen sich mit Hormontherapie besser. Wenn Sie alles ausprobiert haben und feststellen, dass Ihre Libido immer noch lahmt, empfehle ich Ihnen, Ihren Hormonspiegel überprüfen zu lassen und dann mit einer niedrigen Dosis von bioidentischem Estradiol, Progesteron und/oder Testosteron anzufangen. Hormontherapie ist sowohl eine Kunst als auch eine Wissenschaft, und es kann eine Weile dauern, bis die richtige Dosis für Sie eingestellt ist.

Im Allgemeinen ziehe ich die transdermale Behandlung vor, bei der ein Hormonpflaster auf der Haut angebracht wird. Der damit erreichte Effekt ist natürlicher als mit Hormonpillen. Vermeiden Sie synthetische Hormone, die für den menschlichen weiblichen Körper nicht arteigen sind, wie zum Beispiel Premarin, Provera oder Prempro. Es gibt viele andere Präparate. (Weitere Informationen darüber können Sie in meinem Buch »Weisheit der Wechseljahre« unter dem Kapitel über Hormonsubstitution nachlesen oder auch auf meiner Website www.drnorthrup.com.)

Hunderttausende von Frauen, die in der heutigen Zeit die Mitte ihres Lebens erreichen, sind voller Leidenschaft und Neugierde damit beschäftigt, den kulturellen Standard neu zu definieren, einschließlich der Vorstellungen über Sexualität im fortgeschrittenen Alter. Wenn Sie sich vor Augen halten, dass Sie nach der Menopause höchstwahrscheinlich noch 30 bis 40 Jahre zu leben haben, dann kann man doch wahrhaftig von einem »zweiten Frühling« des Lebens sprechen.

Ich selbst bin ein gutes Beispiel dafür. Ich führte ein wunderbares und erfülltes Leben, bevor ich in die Wechseljahre kam, aber seitdem übertrifft mein Leben bei weitem alle Erwartungen, und zwar in jeder Beziehung. Die Fähigkeit, mich zu freuen, hat sich mehrfach potenziert. Körperlich habe ich nicht nur abgenommen, sondern bin auch flexibler und gesünder, als ich es jemals in meinem Leben war. Und ich habe mich noch nie so sexy gefühlt! Wenn das mir passieren kann, dann kann es auch Ihnen passieren.

Vergessen Sie nicht: Die einzige Person, die Ihnen im Weg stehen und verhindern kann, sich selbst als eine Frau zu sehen, die unglaublich sexy ist, sind Sie selbst!

Seien Sie Ihre eigene bessere Hälfte

Es gibt noch einen verbreiteten Irrglauben, der dringend revidiert werden muss, nämlich die Vorstellung, dass Sie einen Mann oder Gefährten brauchen, um glücklich zu sein. Das ist Unsinn! Keinen Partner zu haben, heißt nicht, dass Sie weniger sexy sind, weniger begehrenswert oder irgendwie weniger in der Lage, Ihr Leben mit Lust und Freude zu genießen und diese auch anderen zu bereiten. Einen Partner zu haben, kann zwar eine außerordentlich erfüllende Erfahrung sein, die man sich wünschen kann, aber es stimmt nicht, dass Sie einen Partner brauchen, um sich ganz und gar als Frau zu fühlen.

Wenn Sie von einem anderen erwarten, dass er Sie ganz macht, werden Sie zwangsläufig enttäuscht sein. Niemand außer Ihnen selbst kann Ihre Lebenskraft schüren. Sie schaffen das selber. Nur Sie kennen Ihre eigene Wahrheit, und nur Sie können einen Dialog mit Ihrer eigenen Seele führen.

Ich schlage vor, Sie beginnen diesen Teil Ihrer Reise damit, dass Sie sich selbst nicht mehr als ein Sexobjekt, sondern als Sexsubjekt sehen, das heißt, Sie sehen sich selbst nicht mehr als ein Vehikel, das anderen Lust bereitet, sondern als Frau, die voll und ganz in der Lage ist, sich selbst Lust und Freude zu bereiten, und zwar ganz alleine. Dieser Paradigmenwechsel ist nicht nur eine Revolution, sondern regelrecht ein Teil der Evolution. Um ihn für sich zu verwirklichen, müssen Sie bereit sein, Ihr Leben selbst in die Hand zu nehmen, zur Steuerfrau Ihres Schicksals zu werden. Hören Sie endgültig damit auf, die Prinzessin zu spielen, die immer noch auf ihren Märchenprinzen wartet, damit er ihr alle Träume erfüllt. Sie müssen Ihr eigenes Glück und Ihre Freude zur absoluten Priorität machen.

Auf den ersten Blick wirkt das vielleicht ein bisschen verrückt und sogar selbstsüchtig. Es wirft jedenfalls das konventionelle Denken über den Haufen, nicht wahr? Sobald Ihnen jedoch ohne den geringsten Zweifel klar wird, dass Sie nicht nur fähig sind, sich selbst Vergnügen zu bereiten, sondern auch dafür verantwortlich sind, werden Sie nicht mehr von anderen Menschen enttäuscht oder sauer auf sie sein, weil diese es nicht für Sie tun können oder wollen. Das bedeutet nicht, dass die anderen Ihnen keine Freude und Lust machen können. Natürlich können sie das! Aber wenn Sie die Verantwortung dafür übernehmen, sich selbst das zu geben, was Sie wollen und brauchen (und auch andere darum zu bitten, wenn es stimmt), dann haben Sie eher das Gefühl, Ihr Leben zu steuern, und sind weniger in der Rolle des Opfers, das von der Gnade und den Launen anderer abhängig ist. Machen Sie diesen Schritt und fühlen Sie, wie köstlich Eigenverantwortung schmeckt.

Das hat folgenden Grund: Wenn Sie beginnen, selbst Freude in Ihr Leben zu bringen, anstatt zu erwarten, dass jemand anderes sie Ihnen liefert (oder Ihnen erlaubt, sie zu haben), beginnen Sie jeden Tag und jede Interaktion von einem Standpunkt aus, der gesünder und ausgewogener, positiver, liebevoller und großzügiger ist. Da Sie selber nicht mehr die Hand aufhalten, können Sie anderen die Hand reichen. Sie werden mehr denn je in der Lage sein, aus vollem Herzen zu geben, ohne etwas dafür zurückzuerwarten. Und wenn Sie das können, ist die Freude, die Sie dabei erfahren, grenzenlos. Es ist paradox: Diejenigen, welche am meisten und von ganzem Herzen geben, empfangen auch am meisten. Und da Sie nun in der Mitte Ihres Lebens stehen, haben Sie die Chance, das auf eine ganz neue Weise zu verstehen und zu sehen, wie sich das auf Ihren Körper und Ihren Geist auswirkt.

Öffnen Sie sich für spirituelle Erfahrungen

Wenn Sie bewusst beschließen, mehr Vergnügen im Leben zu haben, erleben Sie nicht nur tiefe Freude, sondern Sie öffnen auch die Tür für eine Erfahrung, welche ich nur als spirituelle Ekstase bezeichnen kann. Dies ist möglich, da Sie natürlich mehr sind als der rein physische Körper: Sie sind ein körperliches und ein spirituelles Wesen. Und genauso wie Geist und Körper eng miteinander verbunden sind, so sind wir alle eng mit dem verbunden, was ich die Energie der Quelle nenne. Ganz gleich, wie Sie es nennen – Ihr höheres Selbst, Geist, Gott, Göttin –, diese Energie der Quelle ist das größere Ganze, von welchem wir alle ein Teil sind.

Wenn Sie den ganzen Müll loslassen, den Sie noch festhalten – damit meine ich alle Gedanken, mit denen Sie sich selbst einschränken, sowie alle überholten Vorstellungen –, und wenn Sie sich dann erlauben, die grenzenlose Freude und Leidenschaft, welche Sie erwartet, zu akzeptieren und sie wirklich zu fühlen, dann werden Sie die Verbindung mit der Energie der Quelle mehr denn je spüren. Diese starke Verbindung gibt Ihnen nicht nur ein gutes Gefühl, sondern sie ist pure Nahrung für Ihre Seele. Es ist wie ein spiritueller Orgasmus! Die Energie der Göttin, das weibliche Gesicht der Energie der Quelle, wird nie alt. Für immer und ewig! Ist das nicht wunderbar?

Wenn Sie diese Energie der Quelle immer mehr durch sich hindurchfließen spüren, wenn diese freudige und ekstatische Energie beginnt aufzusteigen, dürfen Sie sich nicht wundern, dass diese Erfahrung oft hoch erotisch ist. Schließlich bringt Lust immer mehr Lust! Also, meine Damen, schnallen Sie sich an!

6. Machen Sie sich klar, dass Sex und Gesundheit Hand in Hand gehen

Sexuelle Ekstase ist kein Luxus, sondern sie ist aus mehreren Gründen von großer Bedeutung dafür, dass Sie strahlend gesund sind. Tatsächlich geht beides Hand in Hand.

Um den Grund zu verstehen, müssen Sie zuerst verstehen, dass Sex nicht nur unter Ihrer Gürtellinie stattfindet – die sexuelle Ekstase breitet sich im ganzen Körper aus. Und nicht nur das, es ist ein Ereignis, das Körper und Geist erfasst. Wenn Sie also auf der einen Seite der Gleichung mehr hinzugeben, dann ist es nur logisch, dass die andere Seite auch mehr abbekommt.

Es gibt zum Beispiel eine wirkliche Verbindung zwischen dem, was ich unser »unteres Herz« nenne (die Gebärmutter, das Becken und die Geschlechtsorgane), und unserem »oberen Herzen« (der physische Herzmuskel sowie der Sitz aller Emotionen). Wenn beim Sex Ihr Körper und Ihre Emotionen voll einbezogen sind, haben Sie am meisten Vergnügen – das kann entweder ein Orgasmus sein oder aber auch eine intensiv genussvolle Körperempfindung. Und das ist noch nicht alles: Diese Verbindung, welche zwischen Ihrem unteren Herzen und Ihrem oberen Herzen stattfindet, indem Sie regelmäßig die sexuelle Ekstase erleben, führt dazu, dass Sie auf einer viel umfassenderen Ebene optimales Vergnügen empfinden – auf der Ebene eines Selbstgefühls, das körperlich, emotional und geistig gesünder ist.

Earle Marsh, ein mittlerweile verstorbener Mediziner und Forscher an dem Sexualforschungsinstitut »Institute for Advanced Study of Human Sexuality« in San Francisco, hat es einmal so ausgedrückt:

»Wenn sich die Menschen in einer sinnlicheren Art und Weise auf diejenigen einlassen könnten, an denen ihnen etwas liegt, hätten sie weniger Krankheiten, würden besser schlafen, und weniger von ihnen lägen in den Krankenhäusern oder zu früh im Grab. Wenn sie sich nur mehr umarmen, berühren und küssen würden – irgendetwas in dieser Art würde schon ausreichen. Wir haben festgestellt, dass Sex eine der effizientesten Behandlungen für die Befreiung von Spannungen ist, welche der Ursprung so vieler Krankheiten sind. Und wenn die Spannung fort ist, heilt und beseitigt die Intimität bei der sexuellen Begegnung weiterhin alle Symptome. Sex oder auch nur intimer Körperkontakt ist sehr wirksam, um dem ganzen Körper Erleichterung zu verschaffen.«

Ich habe immer wieder erlebt, dass sich dies sowohl in meinem Leben als auch bei anderen bestätigt hat. Dieses Konzept wurde erst kürzlich wieder einmal angesprochen, als ich an Mama Gena's School of Womanly Arts (einer New Yorker Schule, an der es um die »Kunst des Frauseins« geht, Anm. d. Übers.) einen Vortrag hielt. Regena Thomashauer, alias Mama Gena, ist begeistert davon, Frauen zu lehren, wie sie mehr Freude und Vergnügen erleben, indem sie Ja sagen – zu sich selbst und zu ihrem Leben. Bevor ich anfing zu reden, fragte ich die anwesenden Frauen, ob bei jemandem eine Heilung oder eine Verbesserung des Gesundheitszustands eingetreten sei, während sie an einem Kurs bei

Mama Gena teilnahmen. Über ein Dutzend Hände schossen nach oben.

Jede dieser Frauen erzählte dann vor der Gruppe, wie ihnen das bewusste Kultivieren von Lust und Freude in ihrem Leben geholfen hatte, sich viel lebendiger und gesünder zu fühlen, oder wenigstens dass so schlimme Krankheiten wie Lupus oder Migräne erheblich besser geworden waren, wogegen viele Menschen seit Jahrzehnten kämpfen. Es war sehr inspirierend für mich, diesen Geschichten zuzuhören. Meine Vermutung erwies sich als richtig: Wenn wir bewusst mehr Freude und Vergnügen im Leben kultivieren, heilen wir damit unseren Körper.

Wie Sie durch Sex gesund bleiben

Lassen Sie mich ein paar spezielle Beispiele anführen, die zeigen, wie Sex gesund macht. Wie ich ja schon in Kapitel 3 erwähnt habe, bewirkt sexuelle Lust die Freisetzung von Stickoxid von der Innenwand Ihrer Blutgefäße. Durch die Freisetzung von Stickoxid fließt das Blut leichter zu all Ihren lebenswichtigen Organen, und ein zu hoher Blutdruck sowie zelluläre Entzündungsreaktionen verringern sich. Die zellulären Entzündungsreaktionen zu mindern, ist sehr wichtig, da diese zu verschiedenen degenerativen Erkrankungen führen, darunter Killer-Krankheiten wie Herzinfarkt, Schlaganfälle, Krebs und Diabetes, aber auch Asthma,

Arthritis, Alzheimer, Autoimmunerkrankungen, Verdauungsstörungen, Störungen des hormonellen Gleichgewichts, Osteoporose und Parkinson.

Es gibt sogar wissenschaftliche Beweise für die Verbindung zwischen der Häufigkeit von Sex und der Lebensdauer. Forscher an der Queen's University in Belfast führten zehn Jahre lang eine Studie durch, bei der sie 918 Männer im Alter von 45 bis 59 Jahren beobachteten, um festzustellen, ob eine Beziehung zwischen der Häufigkeit von Sex und Herzerkrankungen besteht. In einer Ausgabe des angesehenen *British Medical Journal* aus dem Jahre 1997 bestätigten es die Forscher: Je mehr sich die Männer sexuell betätigten, desto länger lebten sie. Bei denjenigen, die erklärten, mindestens drei Mal in der Woche Sex zu haben, war das Risiko, einen Herzinfarkt oder Schlaganfall zu erleiden, nur halb so groß! Obwohl eine ähnliche Studie an Frauen noch nicht durchgeführt wurde, ist es sehr wahrscheinlich, dass es für uns ebenso gilt.

Ein Orgasmus erhöht auch den Level der »Wohlfühlstoffe« in Ihrem Gehirn und Körper, die ich schon im 2. Kapitel erwähnt habe, und zwar des Neurotransmitters Beta-Endorphin sowie von Prolaktin. Wenn Ihr Beta-Endorphin-Pegel zu niedrig ist, laufen Sie Gefahr, sich mit Zucker, Weißbrot, Alkohol, Nikotin oder Drogen vollzustopfen – das heißt mit »Schlechtfühl-Mitteln«. Und dann fragen Sie sich: »Warum habe ich das jetzt gemacht?« Regelmäßige sexuelle Betätigung macht also nicht nur Spaß, sondern hilft sogar gegen das heftige Verlangen nach Dingen, die ungesunde Gewohnheiten und Süchte auslösen.

Erhöht sich der Wert des Prolaktins, des »Bindungshormons«, fühlen Sie sich sicherer und geborgener in der Welt und haben ein Gefühl der Zugehörigkeit, welches ganz wesentlich für ein gesundes Immunsystem ist. Prolaktin kann auch bewirken, dass Ihr Blutdruck niedriger wird und Sie sich ruhig fühlen. Regelmäßiger Sex trägt also dazu bei, Ihr Immunsystem sowie Herz und Kreislauf zu stärken. Und das ist nicht alles: Ob Sie mir glauben oder nicht, sogar Ihr Geruchssinn verbessert sich! Das liegt daran, dass durch den erhöhten Prolaktinwert neue Neuronen in dem Teil Ihres Gehirns wachsen, der den Geruchssinn steuert. Man könnte sogar behaupten, dass Sex dank des erhöhten Prolaktinwerts das Gehirn größer macht!

Aus der östlichen Perspektive ist sexuelle Energie dasselbe wie die Lebensenergie. Wenn Sie diese sexuelle Energie bewusst steigern und lenken können, ob nun während des Geschlechtsakts oder bei einer Meditation (im nächsten Kapitel erfahren Sie mehr darüber, wie Sie das tun können), kann auch die Erneuerung der Organe in Ihrem Körper unterstützt werden. Deshalb ist die sexuelle Energie eine der stärksten Kräfte, mit der Sie Gesundheit und Vitalität erzeugen können. Und Sie brauchen keinen Partner, um in den Genuss davon zu kommen, denn Sie können Ihre sexuelle Energie auch ganz alleine bewusst einsetzen – mehr darüber im nächsten Kapitel!

Guter Sex ist auch sicherer Sex

Bitte beachten Sie einen sehr wichtigen Hinweis: Sex und sexuelle Lust können Ihre Gesundheit nur dann verbessern, wenn Sie sicheren Sex praktizieren. Wenn Sie mit einem neuen Partner ins Bett gehen oder wenn Ihre Beziehung nicht monogam ist, ist es lebenswichtig, dass Sie sich vor sexuell übertragbaren Krankheiten schützen, dazu gehören Genitalherpes, Genitalwarzen, Hepatitis B und natürlich auch Aids. Vielleicht glauben Sie, dass in Ihrem Alter diese Dinge nicht mehr gefährlich für Sie sind, doch Tatsache ist, dass die Infektionsrate mit dem HIV-Virus bei den über 50-Jährigen doppelt so schnell ansteigt wie bei jüngeren Erwachsenen.

Ja, es stimmt zwar, dass die meisten Menschen, die sich mit dem HIV-Virus infizieren, nicht über 50 sind. Aber trotzdem treten 11 Prozent der neuen HIV-Infektionen bei dieser Altersgruppe auf – eine Zahl, die nicht unbedeutend ist. Schließlich ist jeder Partner und jede Partnerin nur so sicher wie jeder Partner und jede Partnerin, welche er oder sie jemals hatte und welche diese wiederum hatten, und so weiter und so fort.

Ich will Ihnen mit diesen statistischen Angaben keine

Angst machen, sondern Sie ermutigen, die Verantwortung für Ihre Gesundheit voll und ganz zu übernehmen. Und das heißt, dass Sie Schritte unternehmen, die notwendig sind, um zu verhindern, dass Sie sich etwas einfangen, was Sie nicht wollen. Lassen Sie die Körperflüssigkeiten des Partners nicht in Ihre Vagina, Ihren Anus oder Ihren Mund kommen, bevor Sie nicht beide getestet sind und Ihren gegenseitigen Gesundheitszustand genau kennen. Das ist der beste Weg, wie Sie sich selbst und Ihrem Partner gegenüber Respekt erweisen können.

Wenn Sie diese Maßnahmen ergriffen haben und wissen, dass Sie mit Ihrem Partner offen und ehrlich reden können, fühlen Sie sich sicherer, geborgener und können größere Intimität herstellen, was Ihre sexuelle Erfahrung noch reicher werden lässt. Sie werden es sehen!

Sex als spirituelle Erfahrung

Sexuelle Lust ist auch gut für Ihre spirituelle Gesundheit. Die Sexualforscherin Gina Ogden führte in den USA als Erste eine Umfrage zum Thema der Integration von Sexualität und Spiritualität (ISIS) durch, wobei sie in einem Zeitraum von zwei Jahren mit über 3800 Männern und Frauen sprach. Mit den Ergebnissen ihrer Studie hat sie bereits zwei Bücher gefüllt (*The Heart & Soul of Sex* und *The Return of Desire*), und ein drittes wird bald erscheinen.

Auf die Frage von Gina Ogden, welche Qualitäten die Sexualität dem Leben der Befragten gebe, antworteten 83 Prozent, dass Sex ihnen das Gefühl gibt, mit einer höheren Macht verbunden zu sein. Darüber hinaus berichtet die Forscherin, dass fast die Hälfte der Befragten (47 Prozent) sagten, dass sie im Moment der sexuellen Ekstase (die mit einem Orgasmus verbunden sein kann oder auch nicht) Gott erfahren haben.

Vergessen Sie also nicht, dass Sie, wenn Sie sexuelle Lust erleben, sehr viel mehr tun, als sich einfach nur zu vergnügen. Es ist ein Ritual, mit dem Sie das heilige Weibliche aktivieren und diese Energie in sich leben und wachsen (manchmal auch explodieren) lassen. Wenn Sie sexuelle Lust empfinden, atmen Sie Leben in Ihre eigene heilige Weiblichkeit, während diese Heiligkeit Ihrem Körper wiederum Leben gibt.

Wenn Sie also aktiv danach trachten, erfreuliche und vergnügliche Erfahrungen tagtäglich zu vermehren und zu verstärken, dann können Sie spüren, wie Ihre Lebenskraft wächst und sich ausdehnt. Das ist Ihrer Gesundheit auf allen Ebenen ungeheuer zuträglich – körperlich, emotional und geistig. Jedes Mal, wenn Sie sich in Ihrem Leben Vergnügen gönnen und es wirklich annehmen können – ob durch Sex oder etwas anderes –, programmieren Sie Ihren Körper darauf, gesünder zu sein.

Kapitel 5

Die 7 geheimen Schlüssel zu einer erfüllten Sexualität und Sinnlichkeit nach der Menopause

Der Weg zu erfülltem Sex und größerem Genuss nach der Menopause lässt sich durch sieben Schlüssel beschreiben, die Sie beim Weiterlesen entdecken werden. Es ist nicht notwendig, diese in der vorliegenden Reihenfolge anzuwenden, und vielleicht möchten Sie auch mehrere davon gleichzeitig nutzen, was ich sogar sehr empfehle. Einige werden Ihnen sicherlich mehr liegen als andere, und es kann sein, dass Sie nicht auf alle meine Vorschläge eingehen wollen. Trotzdem versichere ich Ihnen, dass jeder dieser Schlüssel wesentlich dazu beiträgt, dass Sie größtmögliches Vergnügen und strahlende Gesundheit genießen – ganz zu schweigen von einem erfüllten Liebesleben. Versuchen Sie also offen zu bleiben, lassen Sie sich darauf ein und finden Sie heraus, was sich für Sie am besten anfühlt.

1. Erforschen Sie mit Leidenschaft, was Ihnen Vergnügen macht

Achten Sie darauf, was Ihnen Freude macht, was Sie inspiriert und unterstützt. Denken Sie daran, dass sich alles, worauf Sie Ihre Aufmerksamkeit lenken, verstärkt. Wenn Sie die Aufmerksamkeit also auf etwas richten, was Ihnen Spaß macht, dann bekommen Sie noch mehr davon. (Und wenn Sie umgekehrt zu viel Zeit damit verbringen, darüber nachzudenken, was Ihnen fehlt oder was Ihnen an Ihrem Leben nicht gefällt, können Sie sich vorstellen, was passiert: Sie bekommen noch mehr Negatives zurück.)

Schreiben Sie auf, was Sie sich wünschen, und seien Sie dabei so genau wie möglich. Ich möchte, dass es Ihnen wirklich Spaß macht. Und dann suchen Sie nach Wegen, wie Sie diese Wünsche verwirklichen können. Es geht darum, an jedem Moment des Lebens mehr Freude zu haben. Was mir zum Beispiel besonders Vergnügen macht, ist ein heißes Bad am Abend. Deshalb suche ich mir auf Reisen immer ein Zimmer mit Badewanne, anstatt mich mit einer Dusche zufrieden zu geben. Für mich ist es sehr heilsam, ins Wasser einzutauchen; ich kann mir nichts Erholsameres vorstellen.

Mögen Sie schöne Dessous? Dann kaufen Sie sich welche und tragen Sie sie! Und zwar nicht nur manchmal, sondern regelmäßig. (Auf diese Weise haben Sie wesentlich mehr Spaß, als wenn sie nur in Ihrer Schublade liegen.) Oder machen Sie es sich gern mit einem Buch gemütlich und finden fast nie die Zeit dafür? Wachen Sie einfach 15 Minuten früher auf und lesen Sie am Morgen ein bisschen, oder, falls Sie ein Morgenmuffel sind, gehen Sie ganz bewusst abends 15 Minuten früher zu Bett und genießen Sie Ihr Buch. Wenn Sie Blumen lieben, warten Sie nicht, bis Ihnen jemand welche schenkt. Kaufen Sie sich jede Woche Blumen, auch wenn es nur ein kleiner Strauß vom Supermarkt ist, den Sie bei Ihrem wöchentlichen Einkauf mitnehmen. Oder noch besser: Sie bestellen sich einfach einmal einen riesigen, wunderschönen Blumenstrauß, der Ihnen mit einer Liebesbotschaft an Sie selbst nach Hause geschickt wird.

Mögen Sie Massagen? Dann gönnen Sie sich mindestens einmal im Monat eine. Wenn Ihnen das zu teuer ist, vereinbaren Sie mit Ihrem Partner oder Ihrer besten Freundin, regelmäßig eine Rücken- oder Fußmassage auszutauschen. Oder gönnen Sie sich eine Maniküre oder Pediküre.

Vielleicht möchten Sie auch regelmäßig mit Ihrem Partner ausgehen und einen romantischen Abend verbringen? (Welche Frau wäre davon nicht begeistert?) Bitten Sie Ihren Partner darum! Sagen Sie ihm ganz genau, was Sie möchten. Sie werden überrascht sein, wie bereitwillig er darauf eingehen wird, wenn Sie ihn darum bitten. (Wenn Sie mir nicht glauben, probieren Sie es einfach aus – was haben Sie schon zu verlieren?) Auch wenn Sie beide einfach einmal eine kleine Spritztour oder einen Spaziergang in einer lauen

Sommernacht unternehmen, um die Sterne anzuschauen, kultivieren Sie dadurch Freude.

Hier sind noch ein paar weitere Vorschläge für Ihre Liste:

Gehen Sie öfter mal ins Kino, machen Sie einmal im Monat eine Wanderung oder einen langen Spaziergang, lernen Sie ein neues Musikinstrument zu spielen, rufen Sie einen alten Freund oder eine Freundin an, mit dem oder der Sie lange nicht gesprochen haben, melden Sie sich für einen Volkshochschulkurs an, schmökern Sie in einer schönen Buchhandlung, treiben Sie Sport, oder organisieren Sie ein regelmäßiges Abend- oder Mittagessen mit Freundinnen. Ich selbst habe mal mit ein paar Freunden einen Kurs für argentinischen Tango gemacht, bei dem wir ungeheuer viel Spaß hatten. Was könnte romantischer und sinnlicher sein?

Ich kenne eine Frau, deren ganze Stimmung am Morgen sich völlig veränderte, wenn sie auf den Snooze-Knopf ihres Weckers drückte – ein kleiner Luxus, den sie sich bis dahin nie gegönnt hatte. Sie musste zwar ihren Wecker zehn Minuten früher stellen, aber nun konnte sie mit dem Gedanken in den Tag starten: »Aaah, jetzt darf ich das schreckliche Geräusch abstellen und habe noch zehn gemütliche Minuten im Bett!« Bis dahin hatte sie immer negative Assoziationen bei dem Geräusch des Weckers gehabt. Nun aber prägten positive Gefühle ihre Stimmung für den ganzen Tag. Verstehen Sie, worauf es ankommt?

Nehmen Sie sich Großes vor

Es ist wunderbar, wenn Sie auf kleine Dinge achten, die Ihnen Freude bereiten, und ich begrüße es, wenn Sie dies häufig tun. Aber warum sollen Sie sich damit begnügen? Ich möchte Sie ermutigen, noch weiter zu gehen. Während Sie an Ihrer Wunschliste arbeiten, widerstehen Sie der Versuchung, sich selbst nur auf das zu begrenzen, was Ihnen möglich oder realistisch erscheint. Machen Sie Ihre Wünsche nicht kleiner, als sie sind. Nehmen Sie die kleineren Dinge zur Kenntnis, aber führen Sie auch all die großen Wünsche auf, selbst wenn Sie nicht davon ausgehen, dass sie sich in nächster Zeit verwirklichen lassen.

Die Wahrheit sieht so aus: Wenn Sie sich Großes vornehmen, dann passiert es auch. Der Grund ist folgender: Wenn Sie nur wenig Geld sparen, können Sie damit nur kleinere Vorhaben realisieren. Aber wenn Sie eine große Summe sparen, können Sie größere Projekte verwirklichen. Wenn Sie sich darüber Gedanken machen, was Sie in Ihrem Leben wirklich wollen, ist es wie Geldsparen. Je mehr Sie daran denken und sich vorstellen, was Sie wollen, anstatt sich damit zu beschäftigen, was Sie nicht wollen, desto größer wird Ihre Fähigkeit, sich diese Wünsche zu erfüllen.

Wünsche sind die Stimme Gottes

Wenn Sie Ihren tiefsten Wünschen vertrauen, werden Sie bald sehen, wie diese in Erfüllung gehen. Ob Sie mir glauben oder nicht, das Universum möchte Sie glücklich machen. Es kann gar nicht anders. Tatsächlich sind Ihre Wünsche die Sprache Gottes, der Göttin, Ihres höheren Selbst oder der Quelle der Energie, womit diese Ihnen direkt sagen will, was Ihnen höchste Erfüllung bringen wird. Solange Ihre Wünsche weder Ihnen noch anderen schaden, sind es keine verbotenen Freuden. Wahre und nachhaltige Freude und Leidenschaft kommen direkt von einer höheren Quelle. Also stoßen Sie sie nicht weg, sondern genießen Sie einfach!

Doch viel zu häufig haben Frauen Angst davor, sich ihren Wünschen zu öffnen, weil sie meinen, es sei selbstsüchtig. Außerdem haben sie oft Schuldgefühle, wenn sie etwas begehren, oder sie glauben, dass sie das, wonach sie sich sehnen, nicht verdienen. Falls dies in irgendeiner Weise auf Sie zutrifft, möchte ich Sie Folgendes wissen lassen: Wenn Sie mit Ihren persönlichen Wünschen in Kontakt kommen und sie dann manifestieren, tut es nicht nur Ihnen gut, sondern es ist gut für den ganzen Planeten. Das ist wahr! Je mehr Sie damit in Kontakt kommen, was Sie wirklich und aus tiefstem Herzen wollen, und je mehr Sie es dann verwirklichen, desto großzügiger werden Sie alle in Ihrer Umgebung daran teilhaben lassen, und desto mehr werden Sie auch andere dazu ermuntern, ihren eigenen Wünschen zu folgen. So zieht dieser positive Effekt immer weitere Kreise!

Denken Sie daran: Sie verdanken Ihre eigene Existenz dem Begehren. Sie sind aus Begehren und Lust entstanden (ebenso wie Ihre Kinder und alle Menschen, die Sie lieben). Sie wurden mit einem Orgasmus gezeugt (zumindest mit dem Ihres Vaters). Sogar das ganze Universum hat mit einem großen Knall begonnen!

Ich bin sicher, dass es einige unter Ihnen gibt, die eigentlich ganz zufrieden mit ihrem Leben sind, so wie es im Moment ist, und meinen, bereits eine ganze Menge Freude und Vergnügen zu kultivieren. Das ist großartig. Bravo! Doch ich werde Sie deshalb noch nicht gehen lassen. Ich möchte Sie dazu herausfordern, *noch mehr* Freude in Ihr Leben zu bringen. Genau! Ich möchte, dass Sie noch genauer hinschauen und noch tiefer graben, um mehr Dinge zu finden, die Ihnen helfen, noch mehr Freude und Vergnügen zu haben. Tatsächlich können wir Menschen unbegrenzt Freude und Vergnügen empfinden, die jedem von uns in unbegrenzter Menge zur Verfügung stehen. Sie sind jederzeit in der Lage, noch mehr Vergnügen zu erfahren, als Sie sich im Augenblick zugestehen. Wo immer Sie sich gerade auf der Genussskala befinden, machen Sie sich bereit, noch weiter aufzusteigen. Ihre Gesundheit und Ihr Glück hängen davon ab.

2. Kommen Sie in Fahrt!

Bei diesem Schritt geht es darum, Ihr Gehirn und Ihren Körper so umzuprogrammieren, dass Sie für das größtmögliche Vergnügen empfänglich sind. Denken Sie daran: Ihr Gehirn ist das größte Geschlechtsorgan im Körper! Ihre Sexualität umfasst unendlich viel mehr Faktoren als das, was in Ihren Genitalien geschieht. Frauen mit einer Querschnittslähmung, die unterhalb ihrer Taille nichts mehr empfinden, können immer noch Orgasmen erleben, weil ihr Gehirn die Fähigkeit hat, sexuelle Signale auf anderen Wegen zu empfangen. Gina Ogden berichtet in ihrem Buch *Women Who Love Sex* (deutsch: *Ich liebe Sex*), dass manche Frauen fähig sind, einen Orgasmus zu haben, indem sie nur an etwas *denken*, was sie erotisch stimuliert. Das ist so, weil sexuelle Erregung etwas mit dem ganzen Wesen zu tun hat, dem körperlichen, emotionalen, psychologischen und spirituellen Wesen. Das bedeutet, dass Sie lernen können, sich durch die bewusste Wahl von Gedanken und Verhaltensweisen *selbst in Erregung zu versetzen*, und zwar indem Sie diese Gefühle nicht nur erlauben, sondern dadurch Körper, Geist und Seele ermutigen, sich jünger, attraktiver und lebendiger zu fühlen. Sie können sich selbst erregen – ganz egal, ob Sie bereits regelmäßig Sex haben oder nicht, ob Sie mit einem Partner leben oder allein oder ob Sie es überhaupt für möglich halten. Wenn Sie einen Körper und ein

Gehirn haben und immer noch atmen, dann können Sie auch mit Ihrer Sexualität und Sinnlichkeit in Kontakt kommen und auf diese Weise lernen, sich selbst in Erregung zu versetzen.

Antörnen bedeutet auch Abschalten

Um richtig angetörnt zu werden, müssen Sie zunächst Ihr Gehirn umprogrammieren und positive, lebensbejahende Gedanken einschalten. Also müssen Sie auch alte Denkweisen abschalten, welche Sie davon abhalten, die volle Ladung Ihrer Lebenskraft zu erfahren – Gedanken wie: *Ich bin zu alt dafür. Ich bin zu dick, um sexy zu sein. Ich bin nicht mehr so hübsch.* Oder *Ich habe keine Energie mehr für tollen Sex.* Wahrscheinlich laufen diese alten, begrenzenden Denkprogramme bei Ihnen schon seit einiger Zeit, so dass es Ihnen vielleicht wirklich schwerfällt, neue Gedanken einzuschalten, die Ihnen mehr Freude und mehr Lebenskraft ermöglichen. Seien Sie geduldig.

Es ist wichtig, dass Sie sich selbst für diese alten Muster nicht verurteilen oder sich dafür fertigmachen. Denn Sie verstärken ein negatives Muster sogar noch dadurch, dass Sie zum Beispiel denken: *So bin ich nun mal, ich werde niemals in der Lage sein, meine Gedanken zu programmieren!* Das Geheimnis besteht darin, dass Sie die negativen Gedanken sofort wahrnehmen, wenn sie Ihnen durch den Kopf gehen, und sich selber einfach dafür lieb haben, indem Sie zum Beispiel sagen: »Ich bin ja so liebenswert, wenn ich diese Gedanken habe. Und es ist schön, dass ich die Kraft habe, sie zu verändern.« Und dann sollten Sie Ihre Aufmerksamkeit sofort wieder auf neue Gedanken richten, die Ihnen großes Vergnügen bereiten.

Wenn Sie sich zum Beispiel dabei erwischen, dass Sie denken: *Ich hasse diese schlabbrigen, alten, fetten Schenkel! Pfui! Wer könnte so etwas schon lieben?*, dann schalten Sie sofort um auf andere Gedanken wie: *Ich liebe es, wenn meine Schenkel gestreichelt werden, und mein Partner liebt es, wenn ich beim Sex meine Schenkel um ihn lege. Mhmmm!* Und schon sind die alten automatischen Gedanken über Ihre Schenkel weg, und an ihre Stelle treten die neuen, positiven und lustvolleren Gedanken.

Ich muss Sie allerdings warnen: Am Anfang wird es nicht leicht sein, und Sie finden es vielleicht albern. Aber es funktioniert. Fangen Sie an und schalten Sie den Hebel beim nächsten negativen Gedanken um. Wenn Sie dabei wieder abrutschen, versuchen Sie es gleich noch einmal. Je bewusster Sie umschalten, desto mehr positive, lebensbejahende, Stickoxid stimulierende Gedanken werden in Ihrem Verstand kreisen und Ihren Körper antörnen. Sobald dies regelmäßig geschieht, wird es Ihnen viel leichter fallen, immer wieder positive Gedanken zu wählen, bis diese irgendwann zu Ihren neuen vorherrschenden Gedankenmustern werden.

Es funktioniert, weil liebevolle, angenehme Gedanken Sie direkt mit Ihrer Lebenskraft verbinden. Es ist so, als würde man zuerst die Samen aussäen und dann die kleinen Pflänzchen gießen und pflegen, bis sie schließlich wunderbare Früchte tragen. Auf der anderen Seite saugen Ihnen negative, hoffnungslose und kritische Gedanken die Lebensenergie ab. Es ist der gleiche Effekt, als würde man die Pflanzen nie gießen und sie der Sonne aussetzen; sie werden schließlich verdorren und absterben. Lassen Sie das nicht mehr zu!

Diese positive Einstellung ist essenziell, denn Sie müssen sich unbedingt genügend wertschätzen und respektieren. Sie müssen sich selbst anregen und antörnen *wollen* und davon überzeugt sein, dass Sie es auch verdienen. Wenn Sie dabei etwas Unterstützung brauchen, stellen Sie sich vor, dass Sie eine bedeutende Persönlichkeit sind, eine total beliebte und verehrte Berühmtheit oder sogar eine Göttin – irgendeine Figur, die in Ihrer Vorstellung Freude, Vergnügen und ganz besondere Aufmerksamkeit verdient. Stellen Sie sich vor, wie man Sie behandeln würde, wenn Sie diese Frau wären, und gehen Sie dann genauso mit sich selbst um.

Werfen Sie den Motor an, meine Damen!

Eine tolle Möglichkeit, wie Sie die Macht Ihrer eigenen Sexualität und Sinnlichkeit unmittelbar erfahren, besteht darin, Affirmationen zu benutzen, die Ihr Feuer so richtig anfachen. Hier sind einige gute Beispiele:

- Ich gebe mich im Liebesakt mit entfesselter Hemmungslosigkeit hin. Ich bin eine unbändige Naturkraft, die hinreißend und sexy ist!
- Ich bin eine Inkarnation von Aphrodite. Mein Körper, mein Geist und meine Seele sind weit geöffnete Kanäle für die totale sexuelle Ekstase.
- Ich bin total erregt und unwiderstehlich. Ich bin die Verkörperung von wildem Überschwang und Lust. Ich bin die göttliche Kurtisane.
- Göttliche Liebe und göttliche Sexualität erwecken in mir sexuelle Lust, die meine kühnsten Träume übertrifft.

Schreiben Sie Ihre eigenen Affirmationen und achten Sie auf Wörter und Sätze, die Ihnen ganz speziell zusagen. Wählen Sie eine Affirmation davon aus und sprechen Sie diese mindestens zweimal am Tag laut aus. Beobachten Sie nun, wie Ihr Körper reagiert, während sich Ihr Stickoxidpegel erhöht.

Denken Sie daran, dass Sexualität eine total sinnliche Erfahrung ist, die Ihren ganzen Körper und alle fünf Sinne mit einbezieht: Sehen, Hören, Schmecken, Fühlen und Riechen können eine entscheidende Rolle für die sexuelle Erregung spielen. Werden Sie kreativ und probieren Sie aus, was bei Ihnen funktioniert. Die folgenden Vorschläge sprechen mindestens einen, wenn nicht zwei oder mehr Sinne an:

- Lesen Sie Bücher, die Sie zumindest ein bisschen erotisch finden. Es könnte alles sein, vom klassischen romantischen Schundroman (mir gefällt besonders *Der Wolf und die Taube* von Kathleen E. Woodiwiss und auch ihre anderen Bücher) bis hin zu Erotika, die speziell für Frauen geschrieben sind (wie zum Beispiel die Bücher mit erotischen Kurzgeschichten von Lonnie Barbach). Die Werke von Anaïs Nin (*Das Delta der Venus* und *Die verbotenen Früchte*) sind auch eine gute Wahl. Wissen Sie, warum 80 Prozent der Bücher, die heute auf dem Markt sind, Liebesromane sind? Es liegt daran, dass Frauen davon angetörnt werden. Eine meiner Freundinnen nennt sie *Kliteratur*!
- Schauen Sie sich häufiger erotische Filme zusammen mit Ihrem Partner oder auch alleine an. Für die meisten Frauen sind die Filme mit schöner Filmmusik, einer guten Geschichte und guter Beleuchtung ausgesprochen anregend. Harte Pornos wirken auf mich und viele andere Frauen eher abstoßend. Hier einige Filmvorschläge: *Wilde Orchidee*, *Emmanuelle I + II*, *Fesseln der Leidenschaft*.

Welche erotischen oder sinnlichen Filme Sie sich auch anschauen oder welche Bücher dieser Art Sie lesen, achten Sie immer darauf, dass diese auf keinen Fall die Frauen in irgendeiner Weise herabsetzen. Ihr Selbstwertgefühl sollte sich durch das Eintauchen in Ihre Sinnlichkeit eher verstärken, anstatt dadurch geschwächt zu werden.

- Verschönern Sie Ihr Schlafzimmer und gestalten Sie es sinnlicher. Suchen Sie Farben und Stoffe aus, die an einen warmen Hautton erinnern, wie zum Beispiel Rosa, Pfirsich, Elfenbein und Beige. Kaufen Sie die schönste Bettwäsche, die Sie sich leisten können. Die Beleuchtung sollte der Haut schmeicheln, und achten Sie darauf, dass der Raum gemütlich und einladend wirkt. (Das bedeutet auch, Dinge zu entfernen, wie zum Beispiel den Schreibtisch, an dem Sie Ihre Rechnungen bearbeiten, Sportgeräte und selbstverständlich Ihren Computer!)
- Versuchen Sie es mit Aromatherapie. Sie können Duftkerzen oder Räucherstäbchen anzünden. Benutzen Sie duftende Massageöle, es gibt sogar welche mit Geschmack! Legen Sie Parfüm auf, selbst wenn Sie nicht ausgehen, und wählen Sie einen Duft, der zu Ihrer Stimmung passt. Legen Sie ein Duftsäckchen in die Schublade mit Ihrer Unterwäsche.
- Legen Sie Musik auf, die Sie in Stimmung bringt. Sie kann sanft und süß sein (zum Beispiel Liebeslieder oder Folk-Klassiker von Künstlern wie James Taylor),

oder es darf auch ein wilder Rhythmus sein (wie bei jeder tollen Tanzmusik). Sie können es auch mit Oldies versuchen, die in Ihrer Jugend populär waren, aber wählen Sie solche, mit denen Sie Positives verbinden, und die Sie an gute Zeiten erinnern. Eine weitere Möglichkeit besteht darin, eine CD mit Naturgeräuschen aufzulegen, viele Frauen kommen durch das Rauschen von Ozeanwellen und das Plätschern von Regen in Stimmung.

- Tragen Sie sexy Dessous (selbst wenn Sie allein schlafen), und auch wenn Sie nur zur Arbeit oder zum Einkaufen gehen, sollten Sie sexy Unterwäsche tragen. Es fühlt sich wunderbar sinnlich an, unterwegs zu sein und zu wissen, dass man so ein kleines Geheimnis hat!
- Nehmen Sie ein sinnliches Bad bei Kerzenlicht, entweder ein Schaumbad oder ein Duftölbad. Legen Sie dazu leise Hintergrundmusik auf. Cremen Sie sich nach jedem Bad und jeder Dusche mit einer reichhaltigen und duftenden Körperlotion ein. Berühren und streicheln Sie Ihren Körper auf eine sinnliche, aber nicht unbedingt auf sexuelle Weise.
- Geben Sie sich häufiger Ihren Phantasien hin. Sie müssen sich nicht unbedingt eine detaillierte heiße Sexszene vorstellen, aber es ehrt Sie, wenn Sie es tun! Sie brauchen sich nur etwas vorzustellen, was Ihnen das Gefühl gibt, sexy und lebendig zu sein. Wie wäre es

mit folgenden Bildern: Sie betreten einen Raum voller Menschen in einem sexy Kleid, oder Sie flirten mit einem gut aussehenden Mann, Sie nehmen ein Sonnenbad am Strand bekleidet mit einem winzigen Bikini oder oben ohne. Oder stellen Sie sich vor, wie Sie mit Ihrem Partner ein romantisches Abendessen genießen – natürlich nackt.

- Wenn Sie es erst einmal geschafft haben, sich selbst anzutörnen, werden Sie dieses Gefühl lieben. Schon bald werden Ihre eigenen Ideen nur so sprudeln. Machen Sie sich klar: Was Sie träumen können, können Sie auch erleben. Ihr Körper kennt keinen Unterschied zwischen Phantasie und Realität. Und deshalb reagiert er jedes Mal auf Ihre inneren Bilder mit Erregung.

3. Eine erregte Frau ist unwiderstehlich!

Ihr Verlangen und Ihre Fähigkeit, angetörnt zu sein, sind wie Viagra für Ihren Partner. Auf unserem Planeten gibt es kein wirksameres Aphrodisiakum als eine Frau, die sich unwiderstehlich fühlt. Das ist wahre Stärke! Wenn Sie sich herrlich sexy fühlen, egal ob mit oder ohne Partner, dann strahlen Sie eine Lebenskraft und Begeisterung aus, die auf positive Weise ansteckend ist! Ich bin zum Beispiel mehr als einer Frau begegnet, deren Mann nicht mehr unter Erektionsproblemen litt, nachdem sich die Frau erlaubt hatte, mehr Vergnügen und Lust in ihrem Leben zu empfinden.

Als Frau sind Sie die Hüterin und die Quelle der Erregung. Wann immer Sie sich attraktiv und sexy fühlen, wird er (oder sie, je nach sexueller Orientierung) Sie auch attraktiv und sexy finden. So einfach ist das.

Aber damit dies geschehen kann, müssen Sie das Gefühl haben, dass Sie sich für sich selbst anregen und nicht für jemand anderen. Wenn Sie es für jemand anderen tun, dann wird alles, was Sie sagen oder tun, nicht so authentisch wirken und deshalb auch nicht so überzeugend sein. Nur wenn Sie sich selbst zu Ihrem eigenen Vergnügen und Vorteil antörnen, produzieren Sie diese hochfrequente magnetische sexuelle Energie, die Ihnen den besten Sex Ihres Lebens beschert.

Wir Frauen sind deshalb die Hüterinnen der sexuellen Erregung, weil wir so umfassend auf die Kraft des Lebens reagieren, wo immer sie uns begegnet. Zum Beispiel haben neuere Untersuchungen gezeigt, dass sich bei Frauen die Durchblutung in den Genitalien erhöht, wenn sie heterosexuellen oder gleichgeschlechtlichen Paaren beim Sex zuschauen. Männer hingegen reagieren sexuell, wenn sie zwei Frauen oder eine Frau und einen Mann sehen. Doch nur wenn sie entweder homosexuell oder bisexuell sind, sprechen sie darauf an, wenn zwei Männer Sex haben. Das bedeutet nicht, dass die Frauen in dieser Studie bisexuell oder lesbisch sind, nur weil sie von der sexuellen Lebenskraft beider Geschlechter erregt werden (wobei auch daran nichts falsch wäre). Es bedeutet allerdings, dass wir Frauen wie Stimmgabeln auf jedes erdenkliche Spiel der Lebenskraft reagieren. Frauen sind die eigentliche Quelle des Verlangens – also auch Sie!

Diese These wird durch wissenschaftliche Untersuchungen bestätigt. Während des Eisprungs sendet das weibliche Ei ein chemisches Signal aus, welches Sperma anzieht. Dies hat die moderne Forschung herausgefunden. Außerdem senden Frauen Pheromone aus (geruchlose Moleküle, die von den Drüsen der Achselhöhlen und der Schamgegend abgesondert werden), was sie während des Eisprungs für Männer noch attraktiver macht. Man könnte also sagen, dass Frauen eine Art chemischen Magnetismus besitzen, eine subtile Kraft, die andere Menschen dazu veranlasst, ihre Nähe zu suchen.

Darüber hinaus ist diese Kraft nicht nur auf die sexuelle Anziehung beschränkt. Jeder um Sie herum spürt diesen Sog. (Sie haben es vielleicht schon bei Ihren eigenen Kindern oder in der Verwandtschaft beobachtet: Kinder scheinen generell ihre Mütter zu bevorzugen, und ganz deutlich wenden sie sich häufiger an die Mutter als an den Vater, wenn es ihnen nicht gut geht oder sie gestresst sind.) Die weibliche Anziehungskraft ist eine Urgewalt!

Wer? Etwa ich?

Die meisten Frauen haben keine Vorstellung davon, mit wie viel Macht sie auf diesem Gebiet ausgestattet sind. Unsere Kultur konditioniert Frauen darauf, sich ständig mit einem Idealbild zu vergleichen, das der Gesellschaft als schön und sexy erscheint, und sich dann unterlegen zu fühlen, wenn sie meinen, diesen Ansprüchen nicht gerecht werden zu können. Eine weitere unausgesprochene Regel unserer Kultur besagt, dass jede Frau, die etwas wert ist, einen Mann hat. Wenn Sie also keinen Partner haben, sind Sie offensichtlich unattraktiv. Das ist vollkommen lächerlich! Es gibt nur eine einzige Person auf dem Planeten, für die Sie reizvoll und sexy sein müssen: Sie selbst. Sobald Sie sich selbst als die ungezähmte, prachtvolle sexuelle Kraft der Natur erkennen, über die ich im letzten Abschnitt gesprochen habe (erinnern Sie sich noch an Ihre Affirmationen?), dann können die anderen gar nicht anders, als Sie auch so zu sehen.

Ich habe von mehreren Männern gehört, dass sie sich viel eher von Frauen angezogen fühlen, die durchschnittlich aussehen und vielleicht etwas übergewichtig sind, die aber so reden, sich so bewegen und so anziehen, als ob sie die heißeste Braut wären, als von einer Schönheit, die aussieht wie ein Model, aber unsicher ist, ob sie gut aussieht und auch sonst nicht sehr interessant wirkt. Dies bedeutet nicht, dass Sie halb nackt herumlaufen und sich wie ein Sexobjekt auf dem Tablett verhalten müssen, um bemerkt zu werden. Ich spreche hier über Ihre weibliche Göttlichkeit und nicht über Ihr Potenzial als Flittchen.

Aber glauben Sie mir nicht einfach. Probieren Sie es selbst mit der folgenden lustigen Übung aus: Stellen Sie sich eine Schauspielerin oder eine berühmte Romanfigur vor, die überaus attraktiv ist. Dann spielen Sie diese Person einen Nachmittag oder Abend lang – bewegen Sie sich wie sie, sprechen Sie wie sie und denken Sie sogar wie sie. Vielleicht kleiden Sie sich sogar ein wenig wie sie, um sich besser in das Gefühl hineinversetzen zu können. Machen Sie Ihre regelmäßigen Besorgungen, besuchen Sie ein Restaurant oder machen Sie einfach einen Spaziergang. Achten Sie auf die Reaktionen von anderen, während Sie sich mit ihnen unterhalten oder einfach auf der Straße an ihnen vorübergehen. Sie werden überrascht sein!

Geben Sie Ihr Geheimnis preis

Sie kennen den Ausspruch »Zeig, was du hast« – und wir alle haben etwas zu zeigen, Sie selbst eingeschlossen. Wenn Sie also nicht zeigen, was Sie haben, dann wird es kein anderer jemals für Sie tun. Verstecken Sie sich nicht länger. Entblößen Sie sich (bildlich gesprochen natürlich)!

Hören Sie auf, den Vorstellungen aller anderen entsprechen zu wollen oder zumindest aller Angehörigen des Geschlechts, zu dem Sie sich hingezogen fühlen. Feiern Sie sich selbst, so wie Sie sind. Wenn Sie hochgewachsen sind, seien Sie stolz auf Ihre Größe und tragen Sie keine flachen Absätze. Wenn Sie etwas runder sind, als Ihnen lieb ist, dann machen Sie mehr aus Ihrem Typ und zeigen Sie ein wenig Dekolletee.

Wenn Sie das Beste daraus machen, was Sie vorzuzeigen haben, anstatt so herumzulaufen, als würden Sie sich ständig für Ihre eingebildeten Mängel entschuldigen oder das verstecken, was Sie haben, dann ändert sich alles auf eine positive Weise. In Unterhaltungen werden Sie scharfsinniger, interessanter und Sie lachen häufiger. Ihr Gesicht bekommt einen freundlicheren Ausdruck, und Sie wirken weniger unnahbar – Sie haben einfach mehr Spaß. Also legen Sie los!

Wenn Sie sich nicht länger vor sich selbst und anderen verstecken, dann sind Sie mehr an anderen Menschen interessiert und deshalb auch für diese interessanter – für Männer wie Frauen. Kurz gesagt, wenn Sie von sich selbst begeistert sind, dann ist die Welt auch von Ihnen begeistert; und Männer (und auch viele Frauen) werden Sie unglaublich anziehend finden, unabhängig davon, ob Sie Kleidergröße 34 oder 54 tragen. Übrigens: Selbst Marilyn Monroe wäre nach heutigem Standard zu rund, aber wer würde jemals an ihrem Sexappeal zweifeln?

Köstliche Dialoge

Nun, da Sie sich selbst und Ihren Partner in Begeisterung versetzt haben, noch ein kleiner Hinweis für den nächsten Schritt. Um wunderbaren erfüllten Sex zu haben, müssen Sie selbst in dieser Begeisterung bleiben. Schieben Sie nicht automatisch die Verantwortung dafür Ihrem Partner zu, nur weil Sie gerade mit ihm im Bett sind. Speziell die Männer sind einem enormen Erfolgsdruck ausgesetzt, weil unsere Kultur ihnen vorschreibt, dass sie genau wissen müssen, was sie zu tun haben, um die Frau jedes Mal zu befriedigen. Kein Wunder also, dass so viele Männer unter Erektionsstörungen leiden!

Hier nun der Hinweis: Lassen Sie Ihren Partner nicht raten, was er zu tun hat, sondern erzählen Sie ihm, was Sie mögen, und bitten Sie um das, was Sie wollen – oder geben Sie ihm wenigstens eine Rückmeldung, wenn es Ihnen gefällt. Sex wird mit kleinen Hinweisen sehr viel aufregender. Dies ist nicht der richtige Moment für Schüchternheit. Ihr Partner wird nicht etwa beleidigt sein, sondern diese Information freudig annehmen wie einen heißen Börsentipp (und es hoffentlich noch mehr zu schätzen wissen). Für den Mann ist es unglaublich erregend, wenn er weiß, dass er Sie an den Rand von totaler Ekstase (und darüber hinaus) bringt.

Natürlich können Sie Ihrem Partner nur dann genau erklären, was Sie möchten und wie Sie es möchten, wenn Sie sich selbst kennen. Wenn Sie die Vorlieben und Abneigungen Ihres eigenen Körpers ganz genau kennen, sind Sie in der Lage, Ihrem Partner zu helfen, ein guter Liebhaber zu werden. Und damit kommen wir zum nächsten Abschnitt. Sind Sie bereit, zu springen und einzutauchen? Sehr gut! Aber vergessen Sie Ihren Badeanzug – wir gehen nackt baden!

4. Üben macht Spaß!

Wenn Sie nicht wissen, wie Sie sich selbst sexuell verwöhnen können, dann können Sie dies auch nicht von Ihrem Partner erwarten. Er oder sie wurde nicht mit dem Wissen geboren, was Sie im Bett brauchen. Das Gleiche gilt für Sie. Es handelt sich um erworbenes Wissen; nicht alles basiert auf Instinkt. Also versuchen Sie erst gar nicht, jemand anderen durch ein Gebiet zu führen, das Sie selbst zuvor noch nie betreten haben. Beginnen wir mit der Entdeckungsreise!

Dr. med. Jocelyn Elders, die erste afroamerikanische Frau, welche die Position der Leiterin der obersten US-Gesundheitsbehörde innehatte, sagte einmal im Fernsehen: »Wir wissen, dass über 70 bis 80 Prozent der Frauen und 90 Prozent der Männer masturbieren – und der Rest lügt.«

Um es gleich klarzustellen, mir gefällt das Wort Masturbation überhaupt nicht! Es ist so negativ mit Schamgefühlen besetzt, dass ich den Ausdruck »Selbst-Kultivierung« vorziehe, der in der alten taoistischen Literatur benutzt wird.

Selbst-Kultivierung oder Selbstbefriedigung bedeutet in diesem Zusammenhang nichts anderes als positives Wachstum, Entwicklung, Freude, Vergnügen und Erfüllung.

Es geht vor allem darum zu üben, denn nur so finden Sie heraus, was Sie wirklich erregt. Durch Selbstbefriedigung lernen Sie, wie Sie Ihrer eigenen Lust auf die Sprünge helfen, wie es Regena Thomashauer (Mama Gena) ausdrückt. Auf diese Weise programmieren Sie sich neu, um höchstes Vergnügen zu erleben und mehr Stickoxide zu produzieren. Außerdem ist es eine ebenso wirkungsvolle Gesundheitsübung wie Meditation oder Sport. Regelmäßige Selbstbefriedigung führt nicht nur zu größerem Wohlbefinden, sie sorgt zusätzlich dafür, dass Ihre Vagina feucht bleibt, und sie erhöht die Durchblutung im Becken. Wenn Sie Ihre Brustwarzen stimulieren, tun Sie etwas für die Gesundheit Ihrer Brust. Also üben Sie regelmäßig, mindestens zweimal in der Woche!

Die Kraft des Atems

Bei der Entwicklung Ihrer sinnlichen und sexuellen Energie ist der Atem von zentraler Bedeutung, weil sich durch Atmen die angenehmen Gefühle im ganzen Körper ausbreiten und Sie dadurch in der Lage sind, diese voll und ganz zu erleben. Mit der Zeit wird es Ihnen möglich sein, die Energie der Lebenskraft bewusst durch Ihren Körper zu lenken, indem Sie nur Ihren Atem und Ihre Willenskraft einsetzen. Beim Sex (allein oder mit Ihrem Partner) können Sie sogar den Orgasmus durch Ihren ganzen Körper schicken, so dass er jedes Organ erreicht – bis tief in Ihre Knochen. Toll!

Zum besseren Verständnis empfehle ich Ihnen, die folgenden Atemübungen auszuprobieren, die auf uralten taoistischen Prinzipien basieren. Das Tao (ausgesprochen als »Dao«) ist ein chinesischer Begriff, der übersetzt »der Weg« bedeutet. Es beschreibt die Gesetze des Universums sowie den natürlichen Fluss der Energien. Viele dieser Praktiken waren lange Zeit nur wenigen Auserwählten bekannt, mittlerweile werden sie aber nicht nur in Asien, sondern in der ganzen Welt offen diskutiert und gelehrt. Ich habe beobachtet, dass Frauen, die diese Übungen regelmäßig praktizieren, über eine zeitlose Energie verfügen und ungewöhnlich jugendlich wirken.

Ich möchte Ihnen im Folgenden ein paar Übungen vorstellen, die von Saida Désilets entwickelt wurden, der Gründerin der Désilets-Methode, die sich mit der Ausbildung und der Stärkung der sexuellen Energie befasst. (Sie finden diese Übungen noch ausführlicher in dem Buch *Emergence of the Sensual Woman* sowie auf ihrer DVD *Tao of Ener'chi* – die ich beide sehr empfehlen kann. Wenn Sie mehr Informationen möchten, klicken Sie auf Saidas Website: www.thedesiletsmethod.com.)

Beginnen Sie morgens, indem Sie einfach mit geschlossenen Augen sitzen und langsam und tief in Ihren Bauch atmen. (Atmen Sie nicht nur in Ihre Lungenspitzen, wie wir es üblicherweise tun.) Entspannen Sie sich in das Gefühl des Atmens und werden Sie sich Ihres ganzen Körpers bewusst, wobei Sie mit jedem Einatmen Lebensenergie tanken. Bleiben Sie eine Weile so sitzen und genießen Sie es.

Im weiteren Verlauf des Tages stellen Sie sich vor, wie sich all Ihre Sinne auf den ganzen Körper ausdehnen, genauso wie Sie es mit dem Atem gemacht haben. Beim Essen sollten Sie nicht nur mit der Zunge schmecken, sondern mit Ihrem gesamten Körper bis in die Zehenspitzen. Wenn Sie etwas Schönes sehen, stellen Sie sich vor, dass Ihr ganzer Körper dieses Bild in sich aufnimmt und nicht nur Ihre Augen. Versuchen Sie dasselbe mit dem Geruchssinn, lassen Sie die Düfte nicht nur in Ihrer Nase sein, sondern riechen Sie mit der ganzen Haut.

Wenn Sie bewusst atmen und feststellen, wie sehr der Atem mit Ihrer Sinnlichkeit und Sexualität verbunden ist, dann werden Sie bereit sein zu lernen, wie Sie an Ihre sexuelle Energie herankommen, sie nutzen und zirkulieren lassen können. Durch diese Übung wecken Sie Ihr Nervensystem, indem Sie Ihre Aufmerksamkeit auf eine bestimmte Art und Weise lenken, die auch als der mikrokosmische Kreislauf bezeichnet wird. Dieser Kreislauf erstreckt sich von Ihrem Damm, der zwischen Vagina und Anus liegt, hinauf durch die Wirbelsäule in den Kopf und von dort wieder hinunter zur Zunge über die Vorderseite Ihres Körpers zurück zu Ihrem Damm. Dies ist auf dem Bild unten dargestellt:

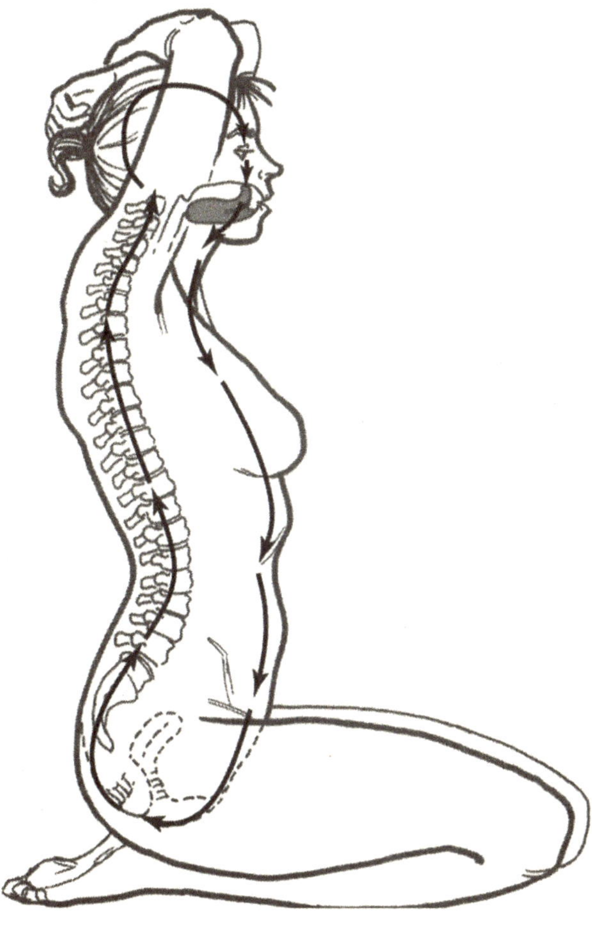

Wenn Sie Ihre Zunge oben an den Gaumen legen, wird dieser Kreislauf vervollständigt. Tun Sie dies und stellen Sie sich beim Einatmen einen goldenen Ball von Lebensenergie vor, der langsam an Ihrer Wirbelsäule entlang bis zu Ihrem Kopf aufwärtssteigt. Halten Sie den Atem für einen Moment lang an, und stellen Sie sich vor, wie die Energie wie ein Kreisel in Ihrem Gehirn spiralförmig zirkuliert. Beim Ausatmen stellen Sie sich vor, wie sich die Energie an der Vorderseite Ihres Körpers nach unten bewegt, womit Sie den Kreislauf vollenden.

Wenn die Energie Ihren Nabel erreicht, können Sie sich entweder vorstellen, sie dort kreisen zu lassen und sie dann dort zu behalten wie eine kostbare Perle für künftigen Gebrauch, oder Sie können den Kreislauf fortsetzen und die Energie wieder zum Damm hinunterleiten.

Wenn Sie die Übung zum ersten Mal ausprobieren, sorgen Sie dafür, dass Sie genügend Zeit haben, um sich voll auf den Kreislauf der Energiebewegung konzentrieren zu können. Später können Sie die Übung überall und zu jeder Zeit machen, immer wenn Sie sich daran erinnern. Wenn Sie durch Praxis Ihre Lebensenergie immer mehr erwecken, werden Sie in der Lage sein, den Fluss Ihrer Energie zu spüren. Es ist erstaunlich!

Dieser Kreislauf wird Ihren Körper harmonisieren und ausgleichen und Ihre Orgasmusfähigkeit verbessern. (Stellen Sie sich vor, dass Sie durch ein Fenster schauen, das vorher mit einem Schmutzfilm bedeckt war und nun komplett gereinigt ist, so dass es glänzt und glitzert.) Je öfter Sie diese Übung machen, desto mehr Spaß werden Sie bei allen möglichen Vergnügungen haben – auch beim Orgasmus.

Die sechs heilenden Laute

Saida Désilets hat eine weitere Übung entwickelt, welche sie »Die sechs heilenden Laute« nennt. Diese basieren auf der Weisheitslehre vom universalen Tao des taoistischen Meisters Mantak Chia, die sehr hilfreich ist, um negative Gefühle und Stress in positive und lebensbejahende Gefühle umzuwandeln (was Ihnen wiederum einen leichteren Zugang zu Ihrer sinnlichen und sexuellen Energie ermöglicht). Die folgenden Töne und Übungen können Ihnen helfen, diesen Effekt noch zu unterstützen. Bei jeder dieser Übungen machen Sie den Ton beim Ausatmen:

Hsssssssss (Lunge): Strecken Sie die Arme über dem Kopf aus, drehen Sie Ihre Handflächen zur Decke, und schauen Sie nach oben. Stellen Sie sich vor, dass Sie Mut und Zuversicht einatmen, und beim Ausatmen stellen Sie sich vor, wie Sie Trauer und Selbstkritik hinauslassen, wobei Sie den Ton Hsssssssss machen.

Tschuuuuuu (Nieren): Legen Sie Ihre Hände auf die Knie, runden Sie den Rücken, und schauen Sie geradeaus. Atmen

Sie Sanftheit und Ruhe ein, und während Sie den Ton machen, atmen Sie Angst und Zweifel aus.

Schschschsch (Leber): Verschränken Sie Ihre Hände über dem Kopf mit den Handflächen nach außen, beugen Sie sich nach links und schauen Sie nach oben. Atmen Sie Freundlichkeit und Selbstannahme ein und atmen Sie Ärger und Frustration aus.

Hahhhhhh (Herz): Nehmen Sie dieselbe Haltung wie in der vorigen Übung ein, beugen Sie sich aber diesmal nach rechts. Atmen Sie Liebe, Freude und Respekt ein, und atmen Sie dann Rastlosigkeit, Ungeduld und Apathie aus.

Huuuuuuu (Milz): Drücken Sie Ihre Finger unter dem linken vorderen Rippenbogen nach innen, und lehnen Sie sich dann nach vorn auf Ihre Finger zu. Atmen Sie Offenheit und Fairness ein und atmen Sie Stress und Sorgen aus. Machen Sie diesen Ton guttural, indem Sie Ihre Stimmbänder ein wenig anspannen.

Schiiiiiiiiii (der Thermostat Ihres Körpers): Beginnen Sie mit den Händen über dem Kopf und stellen Sie sich vor, dass Sie einen rollenden Stab über die ganze Länge Ihres Körpers nach unten drücken. Drücken Sie mit Ihren Handflächen gerade nach unten, vom Kopf bis zu den Hüften, bis Ihre Finger schließlich nach unten zum Boden zeigen. Atmen Sie ein Gefühl pulsierender Lebendigkeit ein, und atmen Sie alle überflüssige Hitze und alte, kranke Energie aus.

Das innere Lächeln

Die letzte einfache, aber sehr wirkungsvolle Übung aus dem universalen Tao, die ich Ihnen empfehlen möchte, hat Saida speziell angepasst, um sexuelle Energie zu kultivieren. Sie heißt »Das innere Lächeln« und hilft Ihnen, eine nährende Beziehung zu sich selbst aufzubauen und Ihre Fähigkeit zur Intimität zu vertiefen.

Schließen Sie die Augen und stellen Sie sich das Lächeln eines geliebten Menschen vor, dem Sie vertrauen. Sobald Sie spüren, wie Sie auf dieses Lächeln reagieren, lenken Sie Ihr eigenes Lächeln in Ihren Körper. Stellen Sie sich vor, wie Sie jedes Ihrer Organe und jeden Teil Ihres Körpers (einschließlich Ihres Herzens und Ihrer Genitalien) anlächeln – besonders die Teile, die Sie nicht so gerne haben. Ich empfehle Ihnen, bei dieser Übung die linke Hand über Ihr Herz zu legen und die rechte Hand auf Ihre Genitalien, während Sie bewusst liebevolle Energie von Ihrem »oberen Herzen« zu Ihrem »unteren Herzen«, Ihren Genitalien, fließen lassen.

Diese Übung ist überaus heilsam und auf positive Weise transformierend. Sobald Sie in der Lage sind, jedem Teil Ihres Körpers zuzulächeln, und wenn Sie natürlichen Respekt für sich selbst empfinden sowie die Freude, die zu sein, die Sie sind, zapfen Sie das grenzenlose Potenzial Ihrer Freude und Ihrer Lust an. Dies ist eine sehr wirkungsvolle Methode, mit der Frauen die größte Quelle ihrer Scham anerkennen und in die größte Quelle der Freude und der Lust verwandeln können.

Die Klitoris kennen, bedeutet, die Klitoris lieben

Zwar sind viele Teile Ihres Körpers extrem sensibel - die Lippen und Brustwarzen sind zum Beispiel sehr erogen -, aber Ihre Klitoris ist ohne Zweifel der Schlüssel zu Ihrer sexuellen Befriedigung, da sie der Ursprung eines jeden Orgasmus ist. Trotz allem, was Ihnen in den Medien, im Film und im Fernsehen gesagt und gezeigt wird, erreichen weniger als 25 Prozent der Frauen einen Orgasmus allein durch den Geschlechtsverkehr.

Das Erste, was Sie über dieses wunderbare kleine Organ wissen sollten, ist, dass es auf liebevolle Ansprache reagiert, wie zum Beispiel, wenn es hört, dass es schön ist. Also sprechen Sie mit sich. Betrachten Sie Ihre Genitalien im Spiegel und sagen Sie sich, wie hinreißend und sexy Sie sind. Wenn Sie es aussprechen, wird Ihre Klitoris es spüren - und Sie ebenfalls!

Benutzen Sie ein Gleitmittel und versuchen Sie, Ihre Klitoris zu streicheln, während Sie darauf achten, welche Art von Streicheln Ihnen am meisten Vergnügen bereitet: langsam oder schnell, fest oder sanft, vorwärts oder rückwärts oder kreisende Bewegungen. Suchen Sie nach der besonderen Stelle auf der Klitoris, die am empfindsamsten ist – bei den meisten Frauen befindet sie sich auf der linken Seite auf der 1-Uhr-Position, wenn Sie an Ihrem Körper herunterschauen. Erkunden Sie also diesen bestimmten Punkt, bis Sie ihn wirklich gut kennen.

Der Scheideneingang hat ebenso viele reizvolle Stellen. Erkunden Sie Ihre gesamte Vagina, die Klitoris, die Schamlippen, ebenso Ihre Schenkel, Brüste und jeden anderen Teil Ihres Körpers. Mit der Zeit werden Sie tatsächlich in der Lage sein, Ihrem Körper zu maximalem Genuss zu verhelfen, nur dadurch, dass Sie ihn ganz bewusst wahrnehmen. Zum Beispiel sind bei der Frau die Oberlippe und die Klitoris direkt verbunden. Deshalb ist Küssen so angenehm. Berühren Sie die Oberlippe doch einmal mit Ihrer Zunge oder dem Zeigefinger, während Sie an Ihre Klitoris denken oder diese berühren. Zwischen Ihren Brüsten und der Klitoris gibt es ebenfalls eine direkte Verbindung. Die Stimulation der Brustwarzen erhöht den sexuellen Genuss und die Durchblutung der Genitalien.

Probieren Sie verschiedene Arten der Berührung aus – zum Beispiel könnten Sie Ihren ganzen Körper einmal sanft mit einer weichen Feder streicheln. Was fühlt sich gut an? Und was fühlt sich ganz toll an? Finden Sie es heraus!

Phantasien sind ein wunderbares Mittel, Ihre Erregung noch zu steigern – ob bei der »Selbst-Kultivierung« oder beim Liebesspiel mit Ihrem Partner. Halten Sie sich nicht zurück – eine Phantasie muss ja nicht unbedingt etwas sein, was Sie wirklich in die Tat umsetzen würden. Eine der am besten funktionierenden Phantasien ist, wenn Sie sich vorstellen, unerhört sexy und unwiderstehlich zu sein. Und ich verrate Ihnen jetzt, was für Sie hoffentlich ohnehin kein Geheimnis mehr ist: Das ist keine Phantasie, es ist die Wirklichkeit!

Machen Sie sich mit Ihrem G-Punkt vertraut

Obwohl über die Existenz des G-Punkts heiß diskutiert worden ist, versichere ich Ihnen, dass er existiert. Es handelt sich um eine Cent-große Stelle, die etwa fünf Zentimeter tief in der Vorderwand Ihrer Scheide auf halbem Weg zwischen Schambein und Muttermund liegt. Wenn Sie erregt sind, schwillt diese Stelle an und ist dann einfacher zu finden; besonders im Knien oder Hocken können Sie den Punkt mit den Fingern erspüren. Wenn dieser Punkt stimuliert wird, fällt es Ihnen leichter, mehrfache Orgasmen zu bekommen. Üben Sie also damit. Es gibt übrigens Experten, die sagen, dass Frauen im mittleren Alter mehr Lust durch die Stimulation des G-Punkts empfinden, weil durch den niedrigeren Östrogenspiegel die Vaginalhaut dünner wird, was den G-Punkt wiederum mehr hervortreten lässt. Im Tantra nennt man den G-Punkt auch den »heiligen Punkt«, weil er der Sitz von Shakti, der weiblichen Energie bzw. ihrer göttlichen Macht, ist.

Wenn Sie sich genauer informieren möchten, lesen Sie *Der G-Punkt. Das stärkste erotische Zentrum der Frau* (Heyne-Verlag) von Alice Khan Ladas, Beverly Whipple und John D. Perry.

Ich wünsche Ihnen viel Spaß mit diesen Vorschlägen. Üben Sie regelmäßig! Im Laufe Ihrer Erforschungen werden Sie feststellen, dass die Fähigkeit Ihres Körpers, Lust zu empfinden, keine Grenzen kennt – Sie können sich gar nicht zu sehr verwöhnen. Sie werden auch sehen, dass sich dadurch Ihre Fähigkeit zur Freude auf allen Ebenen steigert. Also lassen Sie es sich gut gehen!

5. Erkennen Sie Ärger und Negativität, und lassen Sie los

Ärger, Groll und Zweifel sind die Feinde von sexueller Freude. Wenn Sie sich also weiterhin begehrenswert und sexy fühlen möchten, müssen Sie sich angewöhnen, sich für angenehme Erfahrungen zu entscheiden, und das bedeutet, Ihre negativen Gefühle ganz bewusst loszulassen. Es ist unmöglich, gleichzeitig Vergnügen *und* Negativität zu empfinden. Glauben Sie mir, das Blut fließt dann nicht dahin, wo es hin soll (nämlich in Richtung Ihrer Geschlechtsorgane), und die Erregung verschwindet.

Schließlich kann kein Feuer weiterbrennen, wenn Sie die Flamme nicht lodern lassen und Wasser daraufschütten. Wenn Sie an Ihrem Ärger oder der Wut festhalten, indem Sie vor sich hin brüten, dass Sie frustriert sind und warum Ihr Frust »berechtigt« ist, dann schütten Sie einen Eimer kaltes Wasser auf Ihr wunderbares weibliches Feuer. Was zurückbleibt, ist dann nur noch ein Frösteln!

Ich will damit nicht sagen, dass bei Ihnen die ganze Zeit Friede-Freude-Eierkuchen herrschen soll, denn das ist nicht realistisch. Es ist sehr gesund, die ganze Bandbreite der Gefühle zu erleben, aber es ist ungesund, wenn man über längere Zeit in negativen Gefühlen stecken bleibt. Wenn eine Emotion kommt, fühlen Sie sie und nutzen Sie die Situation konstruktiv und effektiv, um das zu ändern, was geändert werden muss. Und dann gehen Sie weiter und lassen die Wut, den Ärger, die Zweifel oder den Groll (oder was immer es sein mag) einfach hinter sich, und Sie werden sich sehr viel besser fühlen.

Vergessen Sie nicht: Es handelt sich hierbei um einen Prozess, nicht um ein einmaliges Ereignis. Wahrscheinlich haben Sie jeden Tag mehrmals die Gelegenheit, Negativität loszulassen. Lassen Sie also so oft wie möglich all das sausen, womit Sie sich immer wieder schlecht fühlen, und entscheiden Sie sich für das, was Ihnen Kraft gibt.

Rechnen Sie mit Widerstand

Eine der effektivsten Taktiken im Umgang mit Negativität besteht darin, damit zu rechnen. Sobald Sie beschließen, mehr Freude und Lust in Ihr Leben einzuladen, tauchen Gefühle wie Wut, Bedauern, Frustration, Schuldgefühle, Verurteilung oder Zweifel auf, offenbar um Ihre Entschlossenheit auf die Probe zu stellen.

Sie brauchen einen Fluchtplan vor Ihrer Negativität, damit Sie nicht darin stecken bleiben (oder damit diese nicht in Ihnen stecken bleibt), wenn sie auftaucht. Rufen Sie einen Freund an, machen Sie einen Spaziergang, spielen Sie mit dem Hund, schauen Sie sich einen guten Film an oder legen Sie tolle Musik auf und tanzen Sie durch den Raum. Oder holen Sie sich einen Orgasmus, der wird Ihre Einstellung schlagartig ändern! Es geht darum, Dinge zu tun, mit denen Sie sich gut fühlen, und die Ihre Energie in Bewegung halten, so dass sie nicht blockiert wird oder stagniert. Um sich gut zu fühlen, wenn es einem schlecht geht, muss man aktiv das Vergnügen einladen.

Es gibt Erfahrungen im Leben, wie zum Beispiel Scheidung oder Tod, bei denen Sie länger bei Ihren Gefühlen bleiben müssen, bevor Sie diese wirklich loslassen können. Die Heilung kann nur kommen, wenn man in die Trauer hineingeht. Fühlen Sie also Ihren Kummer, Ihre Wut, Ihre Traurigkeit. Lassen Sie all diese Gefühle zu und erkennen Sie sie an.

Versuchen Sie nicht, sie irgendwie zu beschönigen. Aber sobald sich die Dinge wieder beruhigen, sollten Sie Wege und Möglichkeiten finden, wieder Freude und Vergnügen in Ihr Leben zu bringen. Seien Sie liebevoll zu sich selbst, besonders dann, wenn Sie mit einer schwierigen Situation umgehen müssen. Für Ihre beste Freundin würden Sie dasselbe tun, oder? Behandeln Sie sich selbst genauso.

Seien Sie sich bewusst, dass sich Kummer und Angst häufig unter anderen Gefühlen verbergen, zum Beispiel unter der Wut. Haben Sie also keine Angst, alle Gefühle tief bis zu ihren Wurzeln zu fühlen. So ist es meistens viel einfacher, auf andere wütend zu sein, weil sie einen verletzt oder im Stich gelassen haben, anstatt den Kummer darüber zu fühlen. Wenn Sie Ihre Gefühle also bemerken und sowohl die Wut als auch den Kummer loslassen können, dann heilen Sie sich nicht nur an der Oberfläche, sondern auch in Ihrem tiefsten Inneren.

Was dann geschieht, gleicht einem Wunder. Wenn Sie Ihre Negativität aufgeben, gelangt Licht in Ihr Inneres und füllt diesen freien Raum aus. Je mehr Negativität Sie loslassen können, indem Sie an die Wurzel Ihrer tiefsten Gefühle gelangen und sie freisetzen, desto mehr Licht können Sie aufnehmen, desto mehr Freude können Sie erfahren. Das garantiere ich Ihnen!

Übrigens sollten Sie sich aber auch vor der Lust am Negativen hüten. In gewisser Weise sind wir fasziniert von negativen Neuigkeiten, insbesondere, wenn sie andere betreffen. Die Boulevard-Zeitungen sind bis zum Rand damit gefüllt. Achten Sie auf diese energieraubende Gewohnheit bei sich selbst: Wenn Sie sich zum Beispiel dabei erwischen, wie Sie über jemand anderen herziehen, hören Sie auf, sobald Sie es merken.

Vom Umgang mit Selbstzweifeln

Nicht alle negativen Emotionen sind so groß und sensationell wie Trauer oder Wut. Subtilere Formen der Negativität, wie etwa Selbstzweifel und Schuldgefühle, sind ebenso zerstörerisch – wenn nicht sogar noch mehr. Das liegt daran, dass sie wie eine ständige Hintergrundmusik sind, bis wir lernen, sie ganz bewusst auszuschalten.

Eine solche Hintergrundmusik, die wir in unserer Kultur häufig hören, ist das allgemeine Unbehagen über die Leute, denen es einfach »zu gut« geht. Da erhebt doch wieder die alte Schule von »Ohne Fleiß kein Preis« oder »Ohne Schmerz kein Wachstum« in einer anderen Verkleidung ihr hässliches Haupt.

Ich bin zu dem Schluss gekommen, dass die soziale Kontrolle innerhalb der Familie eine der Hauptstrategien ist, wie unsere Kultur mehr oder weniger bewusst die Frauen unterdrückt. Niemand kann das Verhalten einer Mutter besser kontrollieren als ihre eigene Tochter, dies gilt natürlich auch umgekehrt. Ich nenne diese Art der Mutter-Tochter-Beziehung die »Kette der Schmerzen«.

Wenn eine Mutter anfängt, es sich »zu gut« gehen zu lassen, kommt es häufig vor, dass sich die Tochter einmischt (besonders, wenn sie ein Teenager ist) und versucht, ihre Mutter zu bremsen, die gerade ihrer neu entdeckten Sinnlichkeit auf der Spur ist. Vielleicht kritisiert sie die Art und Weise, wie sich die Mutter kleidet, oder sie findet das Verhalten der Mutter peinlich. Da es uns so wichtig ist, was unsere Töchter von uns denken, lassen wir uns kontrollieren und ändern unser Verhalten, denn wir wollen doch von ihnen geliebt werden. Und dann verschließen wir uns. Diese Verhaltensweisen sind der Tochter oder der Mutter meistens völlig unbewusst und werden von ihnen kaum reflektiert.

So ist es einer Freundin von mir ergangen, die mit ihren über 30-jährigen Töchtern in einen Tanzclub ging. Als meine Freundin gerade anfing, sich wirklich gut zu amüsieren, sagte die älteste Tochter zu ihr: »Mama, niemand möchte dich hier so tanzen sehen!« Meine Freundin fühlte sich sofort beschämt und verlegen – und setzte sich schnell hin. So viel zum Thema Freude!

Als sie mir von dem Vorfall erzählte, habe ich ihr meine Theorie über die soziale Kontrolle erläutert – dass es zwar bequem und einfach ist, unsere »Kultur« oder »Gesellschaft« dafür zu verurteilen, dass sie die Frauen unterdrückt, aber dass es eigentlich direkt vor unserer Nase in unserer eigenen Familie passiert. Dies wird erst dann aufhören, wenn wir den Mut haben, es als das zu bezeichnen, was es ist. Machen Sie sich klar, dass wir sehr viel Mut brauchen, um ein genussvolles, gesundes Leben zu führen.

Ich ermutigte meine Freundin dazu, zu ihrem neu entdeckten sinnlichen und freudigen Selbst zu stehen, und wies sie darauf hin, dass sie dadurch nicht nur einen neuen Lebensentwurf für sich selbst schaffe, sondern auch ein Vorbild für ihre Töchter. Alle jungen Frauen müssen heute unbedingt miterleben, wie ihnen ihre Mütter ein erfülltes, freudiges, sinnliches und gesundes Leben vorleben, damit sie, wenn sie selbst in die Wechseljahre kommen, ein starkes positives Vorbild haben und wissen, was möglich ist. Auf diese Weise können wir alle dazu beitragen, diese Welt lebenswerter zu machen.

Ich prophezeite meiner Freundin, dass ihre Töchter dann nicht nur die Tatsache akzeptieren würden, dass ihre Mutter sich neu entdeckt hat und viel glücklicher ist, sondern dass sie diese Tatsache auch miteinander feiern würden. Und genauso ist es gekommen.

Wenn wir Selbstzweifel vermeiden, egal, woher sie kommen, dann stehen wir in unserer Kraft. Dann wissen wir tief in unserem Inneren ganz genau, dass wir es verdienen, nur das Beste vom Leben zu bekommen. Und dazu gehört auch, dass wir Anspruch auf unsere neu entdeckte Erotik und Sexualität erheben. Unsere Lebenskraft hängt davon ab!

Macht Liebe – keinen Krieg

Es ist nicht schwer, Gründe für Groll und für Vorwürfe zu finden. Wenn Sie nicht gerade aussehen wie ein Supermodel, ist Selbstwert für Sie wahrscheinlich ein Thema. Vielleicht gefällt Ihnen Ihr Aussehen nicht und Sie sind deshalb sauer, oder Sie klagen die Gesellschaft an, weil diese solche Gefühle in Ihnen hervorruft. Viele Frauen sind außerdem irgendwann in ihrem Leben Opfer von körperlichem oder emotionalem Missbrauch gewesen – oft genug begangen von den Menschen, die sie angeblich lieben.

Doch ganz egal, wem sie Vorwürfe machen, ob sich selbst, der Familie, den Männern im Allgemeinen und im Besonderen oder der gesamten Gesellschaft – es wird nichts ändern (außer Ihren Stickoxidlevel, der wahrscheinlich fallen wird). Im Endeffekt sind Sie entweder ein Teil des Problems oder ein Teil der Lösung. Und um ein Teil der Lösung zu werden, ist es am wirkungsvollsten, wenn Sie über die Ebene des Problems hinausgehen. Mit anderen Worten: Richten Sie Ihre Aufmerksamkeit darauf, was richtig und wahr für Sie ist und was Ihnen Freude macht (zum Beispiel, sich zu lieben), anstatt sich darauf zu konzentrieren, was Ihnen schlecht und falsch erscheint oder was Ihnen immer wieder weh tut (zum Beispiel, sich zu bekriegen). Erklären Sie nicht den Rückzug; erklären Sie den Sieg, Ihren Sieg, und beenden Sie den Kampf endgültig!

6. Erforschen Sie regelmäßig, zu wie viel Lust Ihr Körper fähig ist

Wenn Sie sich wirklich wieder sexy und lustvoll fühlen wollen, müssen Sie sich ein hundertprozentiges Versprechen geben, Ihre Sinnlichkeit und Sexualität zu entdecken, und das heißt, dass Sie sich um diesen wesentlichen Teil Ihrer selbst nicht nur hin und wieder, sondern regelmäßig kümmern. Sie würden Ihre Zähne ja auch nicht nur am Dienstag putzen und dann optimale Zahngesundheit erwarten, oder?

Tun Sie alles, um sich an jedem Tag Ihres Lebens als eine aufreizende, sinnliche und begehrenswerte Frau wahrzunehmen. Wenn Sie so leben, dass Ihr Stickoxidpegel steigt, indem Sie die Kraft der positiven (und sinnlichen) Gedanken und Überzeugungen nutzen, werden Sie mit der Zeit in der Lage sein, Ihren Körper darauf zu trainieren, wesentlich mehr Vergnügen zu empfinden als jemals zuvor. Tatsächlich gibt es nach oben hin keine Grenze, wenn es darum geht, wie viel Vergnügen Sie empfinden können!

Es ist ja zum Beispiel kein Mythos, dass Frauen in der Lage sind, viele Orgasmen hintereinander zu erleben. Der multiple Orgasmus ist jeder Frau möglich – auch Ihnen. Und da Männer in der Lage sind, den Höhepunkt zu erreichen, ohne zu ejakulieren, und so ihre Erektion zu halten, sind auch Männer in der Lebensmitte zum multiplen Orgasmus fähig.

Tatsächlich können Paare in einem Training lernen, ihr zentrales Nervensystem so umzuprogrammieren, dass sie Orgasmen erleben können, die bis zu einer Stunde dauern. Weitere Informationen und detaillierte Anleitungen zu diesem Thema finden Sie in den folgenden Büchern:

Orgasmus XXL. Lustvoll lange Höhepunkte (Goldmann Verlag 2007) von Steve und Vera Bodansky; *Pure Lust und Leidenschaft. Multi-Orgasmen für jede Frau* von Mantak Chia und Rachel Carlton Abrams (Goldmann Verlag 2007); *Öfter, länger, besser. Sextips für jeden Mann. Der Multi-Orgasmic-Man* von Mantak Chia und Douglas A. Arava (Droemer Knaur Verlag 2002) und *The Multi Orgasmic Couple* von Mantak Chia, Maneewan Chia, Douglas Abrams und Rachel Carlton Abrams.

Ich gebe Ihnen diese Informationen nicht, um Sie unter Druck zu setzen, viele Orgasmen zu haben, sondern nur, um deutlich zu machen, was alles möglich ist, wenn Sie bereit sind, sich wirklich darauf einzulassen, Ihre Sinnlichkeit und Sexualität zu hegen und zu pflegen und zu erweitern. Sie werden dabei auch feststellen, dass sich ein solches Engagement für ein Leben als sexuelle und sinnliche Frau auf alle Bereiche Ihrer Gesundheit auswirkt – auf Ihr Gewicht, Ihr Schlafverhalten, Ihren Blutdruck und sogar Ihren Hormonhaushalt.

Es gibt etliche Beweise dafür, dass viele Frauen ihren Hormonhaushalt in den Wechseljahren wieder ausgleichen konnten, indem sie genau das getan haben, was ich hier beschreibe: Sie haben ihr Herz geöffnet und sind mit ihrer Sexualität in Kontakt gekommen, sie haben sich erlaubt, Lust und Vergnügen anzunehmen, sie haben ihre Begeisterung und Erregung angezapft und mehr Freude in ihr Leben einkehren lassen. (Sie brauchen sich allerdings dadurch nicht davon abbringen zu lassen, bioidentische Hormone zu nehmen, wenn es Ihnen guttut.) Dies kann auch auf Frauen zutreffen, die Antidepressiva einnehmen müssen, um den Tag zu überstehen, oder die für die Nacht Schlaftabletten benötigen. Seien Sie also bereit, gesünder zu werden, und beginnen Sie jetzt damit.

Es geht nicht darum, einfach mehr Sex zu haben

Wenn Sie einen Partner haben, erforschen Sie regelmäßig und gemeinsam Ihre Sinnlichkeit. Entdecken Sie, was sich gut anfühlt und was sich vielleicht noch viel besser anfühlt. Es geht ja nicht nur um Geschlechtsverkehr, denn das ist eine sehr begrenzte Art und Weise, Sexualität auszudrücken. Sie sollten auch nicht nur den Orgasmus als Ziel anstreben. Ihr Ziel sollte es sein, so viel Lust und Vergnügen wie möglich zu empfinden, außerdem sollten Sie darauf achten, welche Stellen Ihres Körpers Ihnen Lust bereiten. Vergessen Sie nicht: Worauf Sie Ihre Aufmerksamkeit richten, das wird sich vergrößern.

Sie können sich gegenseitig die Füße oder die Schultern

massieren, oder vielleicht nehmen Sie mit Ihrem Partner ab und zu ein Bad, oder Sie duschen gemeinsam, was auch ein sehr sinnliches Vergnügen sein kann.

Streicheln Sie sich gegenseitig sanft und benutzen Sie Öle und Duschcremes, die herrlich duften und sich auch so anfühlen.

Pflegen Sie die romantische Seite Ihrer Beziehung, indem Sie manchmal abends ausgehen oder zu Hause ein Candlelight-Dinner mit Musik zelebrieren. Schreiben Sie einander kleine Liebesbriefe, schenken Sie sich Blumen oder geben Sie Ihrer Zuneigung auf andere Art und Weise Ausdruck. Walzertanzen oder überhaupt tanzen zu gehen ist ebenfalls wunderbar. Finden Sie immer wieder neue Wege, Ihre Liebe zueinander auszudrücken, auch außerhalb des Schlafzimmers. Sparen Sie sich dies nicht nur für den Valentinstag oder den Geburtstag auf!

Seien Sie auch beim Sex kreativ und erfinderisch. Ich kenne eine Frau, die es sehr liebt, wenn ihr Partner ihr die Augen mit einem Seidenschal verbindet und sie dann ausgiebig streichelt. Die Augenbinde erhöht ihre Sinneswahrnehmung und ihre Erwartung, weil sie nie ganz sicher ist, an welcher Stelle die nächste zärtliche Berührung ansetzt.

Seien Sie offen für verschiedene Möglichkeiten, sich gegenseitig sexuelle Lust zu bereiten, die über den Geschlechtsverkehr hinausgeht, zum Beispiel durch Oralsex oder das Streicheln der erogenen Zonen. Bedenken

Sie, dass lediglich knapp 25 Prozent der Frauen durch Geschlechtsverkehr allein regelmäßig einen Orgasmus erfahren; die übrigen brauchen eine stärkere Stimulierung der Klitoris.

Experimentieren Sie mit verschiedenen Stellungen beim Geschlechtsverkehr. Ich empfehle die Position, bei der die Frau oben ist, auf diese Weise erfährt die Klitoris maximale Stimulation. Bewegen Sie sich so, dass genau der richtige Punkt berührt wird. In dieser Position ist es Ihnen ebenfalls möglich, Ihre Klitoris selbst zu stimulieren, indem Sie Ihre Finger oder gelegentlich einen Vibrator benutzen – allerdings stumpft bei einigen Frauen die Empfindsamkeit mit der Zeit ab, wenn sie einen Vibrator nehmen. Deshalb empfehle ich, diesen nicht zu häufig einzusetzen.

Absolut wichtig ist es, dass Sie sich unbefangen darüber äußern können, was Ihnen im Bett gefällt, und Ihrerseits Vorschläge machen. Am besten tun Sie dies, indem Sie Ihrem Partner immer eine positive Rückmeldung geben, wenn er etwas richtig gemacht hat, wie zum Beispiel: »Ooohhh ja, das fühlt sich gut an, mach bitte weiter so.« Ob Sie es glauben oder nicht: Worte und Töne erhöhen die lustvollen Empfindungen, da zwischen dem Gehirn, der Kehle und den Geschlechtsorganen viele Verbindungen sind. Vielleicht brauchen Sie ein wenig Übung, tatsächlich zu sagen und durch Töne auszudrücken, was Ihnen gefällt, aber es lohnt sich auf jeden Fall.

Wenn Sie zu Beginn noch nicht daran gewöhnt sind, offen darüber zu reden, und der Gedanke daran Sie bereits erschaudern lässt, dann wählen Sie den einfachen Weg und lesen gemeinsam erotische Literatur. Es ist längst nicht so furchterregend, die erotischen Wörter eines anderen zu lesen, wie die eigenen auszusprechen.

Höchstwahrscheinlich werden Sie dann feststellen, dass Ihr Partner diesen Austausch begrüßen wird. Sie können mir glauben, Ihr Partner möchte Ihnen wirklich Lust bereiten. Vielleicht können es Männer beim Autofahren nicht ertragen, wenn man ihnen den Weg erklärt, aber das liegt einfach nur daran, dass sie sich angegriffen fühlen, wenn sie nicht mehr Herr der Lage sind. Wenn Sie Ihrem Partner jedoch ganz subtile Hinweise geben durch positive Rückmeldungen bei jeder seiner zärtlichen Berührungen und Bewegungen, die Ihnen Lust bereitet, dann helfen Sie Ihrem Geliebten dabei, wirklich der Herr der Lage zu sein, und zwar auf eine völlig neue und intime Weise. (Weitere Informationen zu diesem Thema lesen Sie in *Mama Gena's Owner's and Operator's Guide to Men* von Regena Thomashauer, oder buchen Sie gleich einen Kurs bei ihr unter www.mamagenas.com.)

Dieser offene Austausch wird jede Beziehung sehr bereichern, und manchmal kann er sogar eine Ehe retten! Wissenschaftliche Studien belegen tatsächlich, dass Frauen, die sich über ihre sexuellen Bedürfnisse äußern und um das bitten, was ihnen gefällt, eine stärkere Libido haben und eine größere Befriedigung in ihrer Sexualität und in ihren Beziehungen erleben. (Aus diesem Grunde empfehle ich auch, niemals einen Orgasmus vorzutäuschen. Das ist nicht nur kontraproduktiv, sondern es nimmt Ihnen beiden die Erfahrung von wahrhaftiger Lust und Intimität.)

Um Ihre sinnliche Natur feiern und leben zu können, ist es von großer Wichtigkeit, dass Sie die Verantwortung für Ihre eigene Lust im Bett übernehmen. Wenn Sie sich klarmachen, dass Sie selbst es sind, die für Ihre sexuelle Ekstase zuständig ist, dann werden Sie diese automatisch zu einem regelmäßigen freudigen, gesundheitsfördernden Teil Ihres Lebens machen – mit oder ohne einen Partner. Es hängt ganz von Ihnen ab.

Vergessen Sie das Ziel

Wenn Ihr Sexleben nicht so gut ist, wie Sie es gern hätten, dann liegt das höchstwahrscheinlich daran, dass Sie zu sehr auf das Erreichen des Orgasmus fixiert sind. Haben Sie manchmal beim Sex Gedanken wie: *Ich muss jetzt endlich kommen, es geht nicht schnell genug… Ich weiß, er möchte, dass ich komme, aber ich brauche einfach zu viel Zeit. Was wird er bloß von mir denken? Was ist nur falsch mit mir? Warum komme ich denn nicht endlich?*

Immer wenn Sie solche ungeduldigen Gedanken haben, werden alle 8000 Nervenenden Ihrer Klitoris sofort taub. Sie könnten genauso gut versuchen, ein Streichholz bei strömendem Regen anzuzünden, wie mit derlei Gedanken im Kopf einen Höhepunkt erreichen zu wollen. Denken Sie daran: Ihr Ziel ist sinnliches Vergnügen, Intimität und Nähe, die vielleicht zu einem Orgasmus führen oder auch nicht. Nehmen Sie es leicht, vergessen Sie die Zeit, und lernen Sie die Kunst, Lust zu *empfangen*.

Wo wir gerade von Schnelligkeit reden, natürlich ist nichts dagegen einzuwenden, gelegentlich einen »Quickie« zu haben. Tatsächlich kann es sehr erregend sein, wenn wir in kurzer Zeit von null auf hundert beschleunigen. Achten Sie jedoch auch darauf, dass Sie sich für gewisse Gelegenheiten genügend Zeit nehmen, in der Sie sich entspannen und den ganzen Vorgang einfach genießen können. Üben Sie, ganz im Moment zu bleiben, und schwelgen Sie in dem wunderbaren Gefühl, berührt, geküsst, gestreichelt und geliebt zu werden, ohne ein bestimmtes Ziel wie den Orgasmus auf Ihrer Liste zu haben. Vera Bodansky, Mitautorin des bereits erwähnten Buches *Orgasmus XXL*, lehrt, dass ein »Orgasmus« mit der ersten Berührung beginnt. Wenn wir ihn so definieren, verschwindet der ganze Leistungsdruck!

Manchmal ist es jedoch nicht nur in Ordnung, sondern sogar angesagt, ein Ziel zu haben und auf die Uhr zu schauen, nämlich dann, wenn Sie einem bevorstehenden sinnlichen Rendezvous entgegenfiebern. Sie sollten sich auch von der Vorstellung lösen, dass großartiger Sex unbedingt spontan sein muss, sich dafür zu verabreden, kann sehr erregend sein. Wenn Sie sich für ein »Playdate«, ein spielerisches Treffen, verabreden, dürfen Sie sich den ganzen Tag darauf freuen. Schließlich beginnt das Vorspiel in Ihrer Phantasie.

Sinnliche Geheimwaffen

Wenn Sie sich immer wohler damit fühlen, Sexualität und Sinnlichkeit ganz oben auf Ihrer Liste der Prioritäten zu haben, fallen Ihnen vielleicht noch mehr Dinge ein, die Ihr Vergnügen im Bett aufregender und toller gestalten können.

Eine sinnliche Geheimwaffe, die ich allen Frauen empfehle, besteht darin, den so genannten PC-Muskel (Musculus pubococcygeus) zu trainieren. Mit diesem Muskel unterbrechen Sie den Harnfluss, indem Sie ihn zusammenziehen, außerdem ist es auch der wichtigste Muskel, der sich beim Orgasmus zusammenzieht. Wenn Sie diesen Muskel stärken, dann erhöht sich die Durchblutung im Beckenbereich, und die Feuchtigkeit in der Vagina nimmt zu, es hilft bei Inkontinenz und bewirkt stärkere Orgasmen. Außerdem erregt es Ihren Partner während des Geschlechtsverkehrs.

Sie können das Training Ihres PC-Muskels mit der Übung nach Dr. Kegel beginnen, die darin besteht, die Vaginalmuskulatur zu kontrahieren und wieder loszulassen. Saida Désilets berichtet, dass Dr. Kegel ursprünglich lediglich empfahl, den Muskel mehrmals am Tag anzuspannen und loszulassen, anstatt »3 Folgen von je 20«, wie ich es gelernt habe. Finden Sie ein Übungsmaß, das Ihnen angenehm ist. Es geht darum, Ihre Beckenbodenmuskulatur besser kennen zu lernen. Nebenbei bemerkt, Sie können die Kegel-Übung jederzeit praktizieren, beim Autofahren, Fernsehen, Kochen, wenn Sie in der Wanne sitzen oder sogar in der Schlange im Supermarkt. Keine Sorge – kein Mensch wird merken, was Sie gerade tun! Wenn Sie diese Übung regelmäßig machen und dabei sexuelle Gedanken haben, werden Sie bereits nach einigen Wochen einen Unterschied bemerken; und ich kann Ihnen garantieren, dass kein anderer Sport so viel Spaß macht!

Eine weitere Möglichkeit, diesen Muskel zu stärken, besteht darin, konische Vaginalgewichte mit einer Schwere zwischen 15 und 100 Gramm zu benutzen. Diese Methode, die auf einer alten chinesischen Technik basiert, besteht darin, ein solches Gewicht in die Scheide einzuführen und es dort mindestens zweimal am Tag 5 Minuten lang zu halten, wobei Sie sich langsam auf zweimal 15 Minuten täglich steigern. Sobald es leichter wird, nehmen Sie das nächstschwerere Gewicht. Die meisten Frauen nehmen bei regelmäßiger Praxis eine Veränderung nach vier bis sechs Wochen wahr. Viele Körpertherapeuten benutzen diese Technik, um bei Inkontinenz zu helfen. Aus meiner eigenen Erfahrung kann ich sagen, dass diese Methode sehr effektiv ist.

Eine weitere Technik, die ich sehr befürworte, ist der Gebrauch eines Eis aus Jade. Saida Désilets lehrt in ihrem Buch *Emergence of the Sensual Woman* sowie auf einer CD verschiedene Übungen mit dem Jade-Ei.

Führen Sie keine Strichliste

Während Sie Ihre Sinnlichkeit und Sexualität in der Lebensmitte erforschen, denken Sie daran, dass es kein sportlicher Wettkampf ist, bei dem Sie möglichst viele Punkte machen müssen. Sich für ein gesundes Sexleben zu engagieren, bedeutet nicht, dass Sie jede Woche eine bestimmte Anzahl von Orgasmen oder sexuellen Zwischenspielen haben sollten. Verwechseln Sie nicht Quantität mit Qualität. Eine aktuelle Studie an der Universität Chicago kam zum Beispiel zu dem Ergebnis, dass viele Paare völlig damit zufrieden waren, wenn sie nur dreimal im Monat Geschlechtsverkehr hatten. Das ist natürlich völlig in Ordnung.

Ihr Ziel sollte darin bestehen, wahre Intimität mit Sex zu verknüpfen, anstatt einfach nur Geschlechtsverkehr zu haben. In unserer Kultur werden die Frauen von Kindheit an dazu erzogen, ihr »oberes Herz« (das Herz in der Brust) zu öffnen und das »untere Herz« (die Genitalien) zu schließen. Deshalb tendieren wir dazu, mit unserem Herzen zu fühlen und unseren Partner großzügig mit Liebe und Zuneigung zu überschütten, jedoch unsere Sexualität dabei zurückzuhalten. Bei den Männern ist es genau umgekehrt: Während sie sexuell etwas offener sind, neigen sie dazu, ihr (oberes) Herz verschlossen zu halten und uns nicht hineinzulassen. Um große Intimität und fabelhaften Sex zu erfahren, müssen Männer und Frauen lernen, wie sie beide Herzen, das obere und das untere, öffnen können.

Wenn ein Mann wirkliche Intimität mit einer Frau erfahren möchte, dann muss er sie mit Worten, Aufmerksamkeit und Zuneigung umwerben. Dann wird sie sich sicher genug fühlen, um sich ihm auch sexuell hinzugeben. Wenn eine Frau auf der anderen Seite das verletzliche Herz eines Mannes erobern will, dann muss sie ihm mit der gleichen Zärtlichkeit begegnen, die sie sich von ihm wünscht. Wenn sie ihn kritisiert oder Fehler bei ihm entdeckt, dann wird er sein Herz schützen und schließen; wenn sie ihn aber zu ihrem Helden macht, dann fühlt er sich sicher genug, ihr sein Herz zu öffnen.

Saida Désilets, eine Expertin auf dem Gebiet der weiblichen Sexualenergie, erklärt dies auf der anatomischen Ebene. Die Geschlechtsorgane des Mannes sind sichtbar – Männer führen mit ihrer Sexualität, während die der Frauen verborgen ist. Dagegen stehen die Brüste der Frauen hervor – sie führen mit ihren Herzen und ihrer Zuneigung, während die Herzen der Männer so wie die Geschlechtsorgane der Frauen weniger offensichtlich sind.

Um also glücklich und kerngesund zu sein, müssen Sie

sich nicht nur dem Sex widmen, sondern auch Ihre sexuelle Energie bewegen und nähren. Dann wird das Liebesspiel auf vielen Ebenen stattfinden. Dadurch bleibt Ihre Lebensenergie im Fluss und unterstützt positive und fürsorgliche Gefühle für Sie selbst, Ihren Partner (sofern Sie einen haben) und den Rest der Welt. So ist das ganze Paket aus Körper, Geist und Seele einbezogen.

7. Leben Sie so, dass andere dazu inspiriert werden, selbst in Hochform und kerngesund zu sein

Sobald Sie mit Ihrem Leben als eine total lebendige und lustvolle Frau beginnen, geschieht etwas Wunderbares: Es bringt nicht nur Ihnen und Ihrem Partner (wenn Sie einen haben) unerhörtes Vergnügen und Freude, darüber hinaus haben Sie auch eine positive Wirkung auf alle anderen, die etwas mit Ihnen zu tun haben. Tatsächlich ist es schon positiv ansteckend, dass Sie so fröhlich aussehen!

Der Effekt ist so ähnlich, wenn Sie in guter Stimmung sind. Sicherlich haben Sie schon häufig beobachten können, wie Ihre gehobene Stimmung ein Lächeln auf das Gesicht eines anderen zaubern kann, doch der Effekt, von dem ich hier spreche, geht sehr viel tiefer und ist stärker, als einfach ein Lächeln zu verbreiten.

Wenn Sie sich damit beschäftigen, Ihre wahre Leidenschaft zu entdecken, zu nähren und sie dann zu leben, dann entfachen Sie ein Feuer in Ihrer Seele. Sie sind dann auch wirklich ein Feuer, das von Stickoxid genährt wird. Andere werden in Ihnen nicht nur eine Person sehen, die selbstsicher ist und sich in ihrer Haut wohl fühlt, sondern sie werden spüren, dass Sie sich selbst feiern und sich in jedem Moment der Freude hingeben. Und infolgedessen werden Sie andere dazu inspirieren, dasselbe zu tun. Dann werden sie allmählich beginnen, sich ebenfalls für gesündere Optionen zu entscheiden, die Körper, Geist und Seele nähren – und so breitet es sich immer weiter aus!

Seien Sie eine Quelle der Freude für andere

Doch das ist nur der Anfang. Anstatt nur ein gutes Beispiel zu sein, so großartig das auch sein mag, warum werden Sie nicht direkt zu einer Quelle der Freude für andere? Sie werden schnell erkennen, dass es von Ihnen gar nicht so viel Aufwand erfordert und außerdem sehr viel Spaß macht.

Machen Sie anderen zum Beispiel häufiger Komplimente, wenn sie etwas gut gemacht haben. Viele von uns haben sich bereits daran gewöhnt, nur dann Feedback zu bekommen, wenn sie etwas falsch gemacht oder jemanden verärgert haben. Warum lassen Sie es die anderen nicht auf der Stelle wissen, wenn Sie etwas wertschätzen? (Dieser Ansatz funktioniert besonders gut in der Familie, speziell mit dem Partner oder den Kindern.) In dem Spruch »An attitude of gratitude creates a space for grace« (Dankbarkeit schafft Raum für Gnade) steckt sehr viel Weisheit!

Sie können diese Einstellung auch dann einsetzen, wenn Sie etwas Negatives zu sagen haben. Wenn Sie zum Beispiel im Restaurant zu lange auf Ihr Essen warten müssen und der Kellner es dann auch noch lauwarm serviert, könnten Sie – anstatt ärgerlich zu reagieren – mit einem echten Lächeln sagen: »Das sieht absolut lecker aus, aber es ist ein bisschen kalt. Könnten Sie es bitte für mich aufwärmen?« Indem Sie nicht Gift und Galle verbreiten, bewahren Sie sich selbst vor hohem Blutdruck und vor Stresshormonen, die durch Ihre Blutbahn kreisen und ihren Level an Stickoxiden verringern. Und gleichzeitig lösen Sie Gefühle von Anerkennung und Vertrauen bei anderen aus, was wiederum zur Folge hat, dass auch deren Stickoxidlevel stabil bleibt – ganz abgesehen von der Tatsache, dass es viel wahrscheinlicher ist, dass andere Leute Ihnen gerne eine Freude machen, wenn Sie ihnen eine machen! Dann ist es ein Gewinn für alle.

Ich glaube auch an das zufällige, spontane Kompliment. Wenn ich irgendwo eine Frau sehe, deren Kleidung, Frisur oder Schmuck mir besonders positiv ins Auge fällt, dann lasse ich sie das durch ein schnelles, ehrliches Kompliment wissen. Dasselbe mache ich auch bei Männern oder Kindern.

Wenn Sie sich auf diese Weise verhalten, dann starten Sie tatsächlich eine Kettenreaktion positiver Gefühle. Der Mensch, dem Sie ein Kompliment machen, wird aller Wahrscheinlichkeit nach ehrlich davon berührt sein – besonders wenn es sich um einen Fremden handelt, der so etwas nicht erwartet hat. Und dann wird diese Person sich wiederum besser fühlen und in guter Stimmung sein und die Freude an andere weitergeben.

Je mehr Freude Sie anderen geben, desto mehr Freude werden auch Sie selbst empfinden, und die Welt um Sie herum wird fröhlicher und gesünder. Das funktioniert aufgrund des Gesetzes der Anziehung, wonach alles, was Aufmerksamkeit bekommt, expandiert. Wenn Sie also Zeit damit verbringen, Ihre Aufmerksamkeit auf Freude und Vergnügen zu richten, dann ziehen Sie auf diese Weise noch mehr davon an – und das gilt für alle, mit denen Sie in Kontakt kommen. Schon nach kurzer Zeit beginnen Sie, Schönheit in ihren vielen Formen und Gelegenheiten zum Vergnügen zu entdecken, wohin immer Ihr Weg Sie führt. Es ist wie eine Spirale, die immer weiter aufwärtsgeht!

Die ganze Welt umarmen

Die Vorstellung, eine Quelle der Freude für andere zu sein, muss sich nicht auf Komplimente oder gelegentlich eine spontane positive Bemerkung beschränken. Sie können Freude tatsächlich dafür einsetzen, die Welt zu verändern. In den Südstaaten der USA gibt es das Sprichwort: »If Mama ain't happy, ain't nobody happy.« (Wenn Mama nicht glücklich ist, ist niemand glücklich.) Das Gegenteil davon ist ebenso wahr: Wenn Frauen glücklich sind, dann fühlen sich alle in ihrer Nähe ebenfalls sofort besser. Es ist wie eine Welle von liebevoller Güte, die von ihnen ausgeht und alles berührt, was auf diesem Planeten lebt.

Lassen Sie uns diesen Gedanken etwas weiter verfolgen. Durch den Vorzug unserer Biologie sind wir Frauen auf dieser Welt die eigentlich nährende Quelle, nicht wahr? Wir sorgen für alle um uns herum und nähren sie, wir tun es nicht nur für unsere Kinder. Es liegt in unseren Genen.

Können Sie sich nun vorstellen, welchen Unterschied es macht, von einer Frau genährt zu werden, die total lebendig und angetörnt vom Leben ist, oder aber von einer Frau, die sich erschöpft durch den Tag schleppt? Frauen, die in der Mitte ihres Lebens aufgeblüht sind, nähren jeden, mit dem sie in Kontakt kommen, mit Lebenskraft, ob es ihnen bewusst ist oder nicht.

Deshalb ist es auch so befriedigend, wenn Frauen sich die Zeit nehmen und sich gegenseitig unterstützen, wir alle kennen das. Haben Sie nicht auch schon erlebt, wie wunderbar es ist, sich in einer Gruppe von Freundinnen aufgehoben zu fühlen? Am Ende solcher Treffen fühlen Sie sich meistens unendlich viel besser als zu Beginn, so dass Sie es kaum erwarten können, wieder Zeit mit Ihren Freundinnen zu verbringen. Das ist kein Zufall.

Die Welt braucht gerade jetzt mehr Schönheit und Licht. Die Gesundheit des Planeten hängt auch von unserem eigenen Glück, unserer Freude und unserem Vergnügen ab, mit dem wir dazu beitragen, die kollektive Lebenskraft aller Lebewesen zu erhöhen. Lust und Freude zu geben und zu empfangen, ist eine Lebenseinstellung, die allen und allem hilft.

Fangen Sie also damit an! Das Einzige, was Sie zu verlieren haben, wenn Sie Ihrer Freude folgen, ist Ihr Leid (und vielleicht ein, zwei Pfunde) – und das ist schon genug Grund zum Feiern.

Die 7 geheimen Schlüssel zu einer erfüllten Sexualität und Sinnlichkeit nach der Menopause

1. Erforschen Sie mit Leidenschaft, was Ihnen Vergnügen macht.
2. Kommen Sie in Fahrt!
3. Eine erregte Frau ist unwiderstehlich!
4. Üben macht Spaß!
5. Erkennen Sie Ärger und Negativität, und lassen Sie los.
6. Erforschen Sie regelmäßig, zu wie viel Lust Ihr Körper fähig ist.
7. Leben Sie so, dass andere dazu inspiriert werden, selbst in Hochform und kerngesund zu sein.

Nachwort

So! Nun kennen Sie das Geheimnis, wie Sie ein Leben voller Saft und Kraft und Freude und voller sexueller Lust führen können. Dieses Geheimnis ist sehr kostbar, wird aber auch schnell untergraben von Zweifeln, Ängsten und Missverständnissen. Um Sie davor zu schützen, habe ich im Folgenden noch einmal zusammengefasst, wie Sie Ihren Stickoxidlevel erhöhen können, und jedes Mal, wenn Sie diese Zeilen lesen, spüren Sie die Wirkung auf Ihren Körper. Als Ärztin gebe ich Ihnen also hiermit ein Rezept, welches Sie täglich lesen sollten:

- Ihr Körper kommt in Schwung und bleibt gesund durch einen hohen Level von Stickoxid. Stickoxid ist wortwörtlich das Molekül, welches der Lebensfunke und ein Jungbrunnen ist.
- Ihr Körper ist durch eine Explosion von Stickoxid gezeugt worden. Alle gesunden, nachhaltigen Freuden sättigen Ihren Körper und Ihr Gehirn mit dem lebensspendenden Stickoxid. Der Orgasmus ist in dieser Hinsicht besonders wirksam.

- Ihre Sexualität und Orgasmusfähigkeit sind ein Beispiel dafür, wie sich kreative Energie in Ihrem Körper anfühlt. Sie haben ständig Zugriff auf diese vitale orgastische Energie, und Sie können lernen, diese ganz bewusst zu lenken, um Ihren Körper und Ihr Leben zu heilen. Sie müssen einfach nur bereit sein, immer mehr Freude und Vergnügen in Ihr Leben zu bringen und dadurch das Stickoxid zu erhöhen. Fangen Sie jetzt damit an.
- Das Geheimnis eines gesunden, glücklichen und herrlichen Lebens beginnt damit, jeden Tag herzerwärmende, lustvolle, erhebende, liebevolle und positive Gedanken über sich selbst und andere zu haben. Schon diese Gedanken werden sofort Ihren Stickoxidlevel erhöhen.
- Außerdem können Sie den Stickoxidlevel erhöhen, indem Sie frisches, nahrhaftes, gesundes, biologisches Essen auf den Tisch bringen, regelmäßig Sport treiben und täglich eine ausgewogene Dosis Nahrungsergänzungsmittel von hoher Qualität einnehmen.
- Sie sind in der Lage, grenzenlose Lust und Vergnügen zu empfinden, denn Ihr Körper ist dafür geschaffen.
- Um sich selbst zu befreien und mehr Vergnügen und Freude zu fühlen, sollten Sie regelmäßig alte Gefühle von Groll, Wut und Verletzung loslassen.
- Den besten Sex mit einem Partner haben Sie immer

dann, wenn Hingabe, Vertrauen und Verletzlichkeit in der Beziehung vorhanden sind.

- Sie müssen bereit sein, sich der Magie der Lust, der Freude und der Liebe hinzugeben.
- Ihre Lust und Ihre Freude sind heilsame Kräfte, die alle Menschen in Ihrer Umgebung inspirieren und aufrichten; außerdem tragen Sie dazu bei, den gesamten Planeten zu heilen.

Mögen Sie nun den Mut haben, den Weg in ein Leben voller Lust und Freude zu gehen – indem Sie zu einer göttlichen Verkörperung werden von allem, was gut, erhebend, kraftvoll und leidenschaftlich ist.

Danksagung

Meine ersten drei Bücher, von denen jedes mehr als 500 Seiten umfasst, waren das Ergebnis heldenhaft harter Arbeit. Ich kenne den Weg des harten Arbeitens sehr gut und ich habe großen Respekt davor. Aber mir war auch klar geworden, dass es an der Zeit war, einen neuen Ansatz auszuprobieren – einen Ansatz, der weiblicher und subtiler ist. Vor etwa einem Jahr keimte in mir ein ganz besonderer Wunsch: Ich wollte ein Buch darüber schreiben, wie Lust und Freude unseren Körper heilen können. Mir war bewusst, dass der Prozess des Schreibens dem Thema gerecht werden musste. Da man alles nur so zurückbekommt, wie man es tut, wollte ich, dass der Stoff auf eine freudvolle und mühelose Weise zu mir kommt. Ich begann, mit verschiedenen Ideen herumzuspielen, außerdem hatte ich bereits ein umfangreiches Inhaltsverzeichnis geschrieben. (Ja, ich muss zugeben, dass ich auf dem besten Wege war, ein viertes Standardwerk zu erschaffen.)

Und siehe da! Das Universum mischte sich einfach in den Prozess ein, und ich lernte auf wundersame Weise Dr. Ed

Taub, Dr. Ferid Murad und Dave und Deb Oliphant kennen. Gemeinsam fanden wir dann einen sehr vergnüglichen Weg, der all meine Wünsche für das vierte Buch erfüllte. Und dem Himmel sei Dank – ich habe sogar gelernt, ein kurzes Buch zu schreiben! Vielen Dank dafür, Dave, Deb, Ed und Ferid.

Außerdem möchte ich mich bei den folgenden Personen bedanken:

Katy Koontz für ihre brillanten Fähigkeiten als Lektorin und Organisatorin.

Katy, du hast dafür gesorgt, dass die Arbeit an diesem Buch richtig Spaß gemacht hat!

Außerdem gilt mein Dank dem Team im Verlag Hay House: Reid Tracy, Kristina Tracy (die den Fototermin für das Cover der amerikanischen Originalausgabe organisierten und ein reines Vergnügen daraus machten); Donna Abate; Margarete Nielsen; Jill Kramer, Christy Salinas; und Louise Hay, eine wunderbare Mentorin und Wegweiserin, die mir eine brillante Schnellstraße gebahnt hat, auf der ich einfach entlangtanzen konnte.

Charles Bush danke ich für das mühelose Fotoshooting für das Cover und vieles mehr; und Lori Sutherland, der Königin der Raffinesse, für ihre großartige Hilfe.

Nancy Levin und ihrem Mann, Chris Rauchnot, danke ich dafür, dass sie wie wahre Superstars Lesungen organisierten.

Ich danke Julie Harvey für ihren Enthusiasmus, ihre Unterstützung und ihre wundervolle Fähigkeit zu redigieren.

Dank an Regena Thomashauer, die Gründerin von Mama Gena's School of Womanly Arts, in der meine Töchter und ich ein perfektes Labor vorgefunden haben, wo wir die hohe Kunst des Genießens lernen, üben und zur Perfektion bringen konnten.

Ich danke Dr. phil. Doris Cohen, deren spiritueller Rat meiner Familie und mir so viel Frieden und Freude bringt.

Sue Abel, danke, dass du mir geholfen hast, Schönheit und Ordnung in mein Heim zu bringen – ich schätze dich sehr.

Dank an Janet Lambert, dass sie mit ihren himmlischen Fähigkeiten in Buchhaltung meine Finanzen in Ordnung hielt, und ich danke Paulina Carr dafür, dass sie bereit war, alles zu tun, um meine Organisation im Fluss zu halten.

Ich danke Chip Gray und den Mitarbeitern des Hotels Harraseeket Inn in Freeport, Maine, dafür, dass sie mir unerhört köstliche, gesunde Mahlzeiten in einem sehr angenehmen Ambiente serviert haben und wenn nötig mit genialen redaktionellen Vorschlägen ausgeholfen haben. Dank auch für die perfekte Unterbringung meiner Kollegen, Freunde und Familienmitglieder.

Dank an die unglaubliche, legendäre Diane Grover – meine leitende Geschäftsführerin des Ganzen, die mir seit nun fast 30 Jahren zur Seite steht und hilft, Ideen in die Tat umzusetzen. Diane, wie kann ich es ausdrücken? Du bist einfach erstaunlich und fabelhaft. Ich bin dir unendlich dankbar.

Ich danke meinen beiden Töchtern, Annie und Katie – sie waren meine größten Cheerleader während der Zeit meiner Neufindung in der Lebensmitte und der immer weitergehenden Suche nach einem Leben voller Lust, Freude, Integrität und Fülle.

Zum Schluss möchte ich mich selbst dafür anerkennen, dass ich bereit war zu warten, bis das richtige Thema, das richtige Format und die richtigen Menschen sich zusammengefunden hatten – angezogen von der Kraft meines ursprünglichen göttlichen Wunsches. »Bittet, so wird euch gegeben« – in der Tat! Man braucht nur Vertrauen und Geduld.